汉竹主编●亲亲乐读系列

儿科医生
健康公开课
A Pediatrician's Public Health Class

U0335868

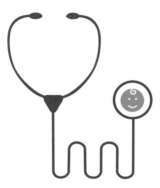

傅宏娜 / 著

汉竹图书微博
http://weibo.com/hanzhutushu

江苏凤凰科学技术出版社
全国百佳图书出版单位

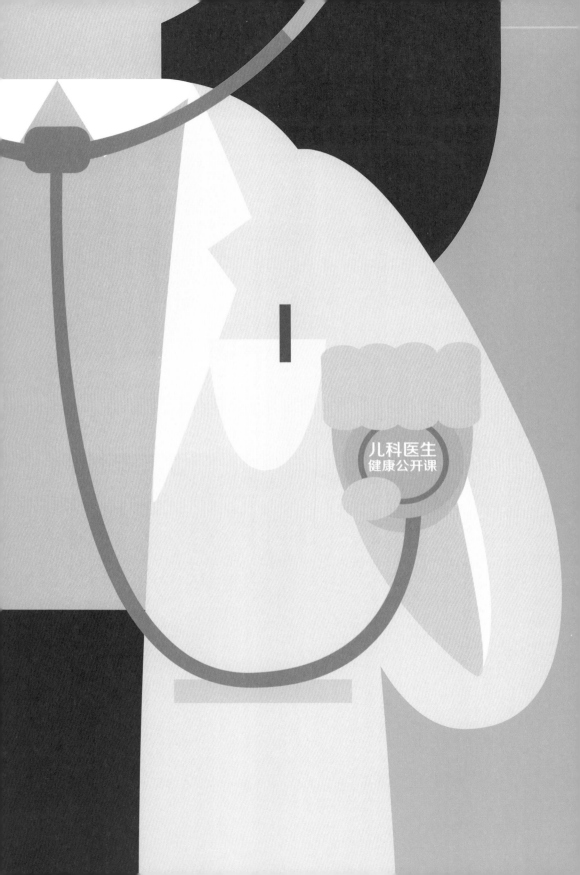

儿科医生
健康公开课

序一 儿科医生
应是科学艺术家的典范

育学园创始人 崔玉涛

医学是一门科学吗？没错，是一门科学，但又不仅仅是科学，应该是科学加艺术。医生，是掌握科学、操纵艺术的科学艺术家。提到科学艺术家，儿科医生一定是典范。面对焦虑无助的父母、懵然无知的孩子、瞬息万变的病情，儿科医生该如何施展科学艺术才能呢？作为儿科医生的傅宏娜大夫给予了完美的体现。她不仅具有精湛的医术，更具有爱心、信心、真心、诚心。她期望将她的医术与她的心化作一本写给父母和孩子的书，在诊室之外陪伴众多家庭，安抚他们的心灵，解惑孩子的病情，今天她真的做到了！我愿每位读到此书的父母都能从中得到知识，得到慰藉，更感知到傅宏娜大夫那颗真诚火热的艺术之心！

2018.03.23

序二 面带孩子般笑容的 儿科医生

韩红爱心慈善基金会发起人　韩红

　　要想成为一位儿科医生，首先要拥有一颗孩童般的心。傅宏娜主任就是这样一位我见过的面带孩子般笑容的儿科医生。科学育儿知识，对于每一位孩子的母亲、父亲，以及亲人都是非常重要的。要全面了解每个孩子的不同身体状况，根据四季变化随时调整孩子的护理和照顾。父母对孩子在生病前的预防，比后期打针吃药更重要。与其急症去医院，不如早期防御更安全。愿宝宝们茁壮、快乐、幸福。

韩红

2018、3、20

序三　出于母爱本能的想象和猜测
还需要用医学理论支撑

演员　陶昕然

　　这是我第二次受邀给朋友的书写序，如果说上一次是一篇自由随笔，我想此次我应该更谨慎一些，因为我在分享做妈妈的切身体会，我在分享获得专业儿科医生帮助后，做妈妈的那种踏实感。

　　30岁，我如愿加入了准妈妈的行列，像其他毫无经验的妈妈一样，我在育儿路上经历了无数焦虑、无助和不知所措的时刻，但我告诉自己，这个小生命是投奔我而来，我就是她的全世界。我必须要理智、冷静而且有所准备地陪伴她成长，应对她在成人的过程中也许会也许不会发生的一切，因为我是一位妈妈。于是，我开始翻阅大量的育儿书籍，当然相较于她未来如何学习，要从事什么职业，我更关心如何让孩子拥有健康的身体，因为健康的身体是一切美好的开始。

　　在成为妈妈的过程中，我有幸结识了傅宏娜医生。初次见她是参加傅医生的一次讲座，我是她的听众，她低调的举止与她在医学界的知名度形成强烈反差，当我们习惯性地把专家、权威这些词汇和长者模样"挂上钩"的时候，在我眼前这位如小姑娘般羞涩的儿科医生让我颇感亲切。

在讲课过程中，傅医生冷静、从容、思路清晰，在提问环节，准妈妈们提出了一些傅医生先前已经回答过的问题，她依然微笑耐心解释。那一刻，我对医生这个职业有了更深入的认识，原来除了医术，医生的耐心和良好情绪更能够让患者安心。

其实医生也是普通人，他们身后也有一家老小的琐碎杂事，但穿上了白大褂的他们面对患者时总要不厌其烦地重复着他们可能每天都要说的话。这一堂课后，便开始了我与傅医生的友谊之路。

也是那一堂课，深深地触动了我要系统地去学习，究竟怎样我才算是一个尽职尽责的妈妈。母乳喂养、湿疹、咳嗽……面对养育孩子的常见问题，她教会我很多科学的解决方法。既然"偷师"那么久，我想我应该和大家分享几点我在傅医生的小课堂中收获的"知识干货"。

关于母乳喂养，最重要的一点就是每一个准妈妈都要对自己有信心。"相信自己能做到"和"也许自己能做到"，这是传递给大脑的两种完全不一样的信号。除此之外，对很多母乳喂养失败的妈妈来说，"乳头混淆"是一个不容忽视的问题。

什么叫"乳头混淆"？经常听很多人（甚至会有不少"过来人"）说宝宝刚生下来，妈妈是没有奶的。那宝宝饿怎么办呀？是不是只能给她喂配方奶粉了？事实上，足月生下来的宝宝在母体内已经储存了足够的热量，而且宝宝的胃只有黄豆粒那么大，所以并没有大人以为的那么饿。如果我们直接用奶瓶喂宝宝，很容易撑大她的胃。之所以常说"使出吃奶的劲"，是因为宝宝吮吸妈妈的奶水是很辛苦的，如果她吃惯了毫不费力的奶瓶，自然不愿意再费那么大的劲去吮吸母乳了，这就是"乳头混淆"。所以当宝宝呱呱落地，情况允许的前提下，把宝宝抱过来让她自己吮吸，宝宝的嘴才是最好的"开奶神器"。

空气质量下降等问题使越来越多的宝宝很容易遭受呼吸道感染，出现咳嗽、流鼻涕等问题。宝宝一咳嗽，家长一般都会想到要"针对性地"治疗咳嗽，但傅医生告诉我，宝宝咳嗽时，不能只盯着嗓子出现的问题，还要多注意观察鼻子，很多时候多用海盐水喷喷鼻子也能有效缓解宝宝的感冒咳嗽症状。我才想起我自己有一次咳嗽了一个半月之久还迟迟不好，检查后发现根本不是嗓子出了问题，是鼻子。

　　傅医生告诉我的不仅是如何处理宝宝咳嗽的问题，还启发我在养育孩子的过程中，要全方位观察并学会变通解决问题，并且相信医生的专业判断和科学建议。我听过一句话一直觉得很有道理：再厉害的医生，如果你不信赖他，他一定治不好你的病，所以，选择了就要相信。

　　再次感谢与傅宏娜医生的相识，你的专业让我越来越觉得我必须不断地去学习，在不断地学习中，我才更有信心去做一个"超人妈妈"。对于孩子的成长而言，出于母爱本能的想象和猜测还是需要用医学理论去支撑的。祝愿每一个天使宝贝都在妈妈的爱和陪伴里茁壮成长。

2018.3.30

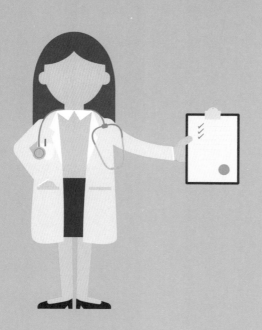

"傅医生，我孩子会不会得了……"

"傅医生，我想我的孩子……"

"傅医生，我的孩子为什么比别人的孩子……"

病在儿身上，疼在娘心上——这句话几乎可以概括孩子生病时所有家长的心态。面对孩子生病，哪位家长能做到不紧张不焦虑呢？人心产生共情，但是医学遵循客观和严谨的轨道前进。

我们时常期待孩子一生没有病痛，却不曾在意自身在孩子生病时的态度。家长的焦虑情绪会影响到医生的判断和治疗。家长急促的话语、夸张的表现容易放大对孩子症状的描述，干扰到医生的判断和决策。有家长怕耽误孩子的病情，一刻都不敢等，在见医生之前已经给孩子不必要甚至错误的治疗。还有一些家长见孩子看完一家医院没有明显好转，就赶紧再换一家，不仅让生病的孩子得不到充分的休息，还大大增加了交叉感染的风险。家长们种种过度焦虑的表现反而加重了孩子的病情和痛苦。

同样，作为妈妈的我，在面对孩子生病这件事情上同样会有焦虑。在我看来，孩子生病的时刻，疾病将家长和家庭都置于一段逆境之中，而此时，家长的"逆商"变得如此重要。在我的孩子生病时，我会反复告诉自己：先用医生的大脑来思考孩子的病情，再用当妈的心来体贴孩子。在孩子生病时，你根本没有时间可以焦虑！

作为儿科医生的我，能为孩子们守护健康，不仅是我的使命，也是我的荣幸。为父母提供专业的育儿知识，也是我愿意承担的一份责任。想象一下，一个个健康的宝宝在我们共同的呵护和指导下健康成长，是多么有成就感！

傅2018.5.11

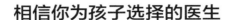

写在前面的话

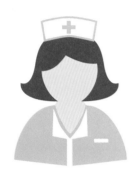

相信你为孩子选择的医生

"你们什么药也不开，就让我们等，要是孩子病情加重了怎么办？"家长希望孩子能得到及时的治疗，不要让孩子的病情加重，这是情理之中的。但事实上，在疾病的初期没有任何一个症状能准确提示这个病肯定会加重，这就是为什么我们不过早用药、不过度治疗的原因。

如果医生们在评估孩子检查后的各项指标，建议"继续观察"时，家长安心"等待"即可，这是给孩子发挥自身免疫力的机会。比如孩子早期的发热只是上呼吸道感染，通过保证摄入充足的液体来湿化气管，就可以得到缓解和自愈。当然在治疗过程中，感染确实有发展成肺炎的可能，但我们不能因为这很小的可能性就直接给孩子按肺炎治疗。如果孩子的病情确实严重，医生们一定不会懈怠。

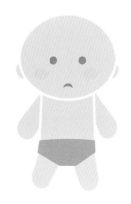

儿童疾病有特殊性

家长有时候会觉得医生的建议超出了自身的生活经验，那有可能是医生进一步考虑到了儿童疾病本身的特殊性。

儿童不是小版的成人　孩子从出生到经历新生儿期、婴幼儿期、学龄前期、学龄期、青春期，一直不断地发育和成长，直到发育完全。这个过程中，孩子的生理特点和成年人是有差异的。即使孩子得的是和成年人同种疾病，其症状和发展过程也会不尽相同，而且孩子年龄越小，这种差别会越大。

孩子"老爱"生病，很正常 孩子出生半年后，从妈妈体内获得的免疫力就基本消失了，生病成为必然，生病的过程是孩子自身继续获得免疫力的过程。孩子生病就成了生长发育过程中的正常现象。新手妈妈千万不要叹息为什么宝宝"如此体弱多病"，而是应该多做预防工作，降低孩子"下一次生病"的概率。

儿童更容易受感染 儿童常见病以先天性疾病和急性感染性疾病为主，而且不同年龄患病种类不同。儿童疾病的季节性表现在：春季常见各种传染性疾病，如水痘、手足口病；夏季容易发生细菌性痢疾；秋季多见各种呼吸道疾病、秋季腹泻；冬季常见各种病毒性、细菌性肺炎。在疾病高发期，家长首先要将"预防"两字牢记心头，做好榜样，既要让孩子获得健康知识启蒙，也要养成良好的生活习惯。

儿童病情变化快 由于儿童免疫功能不完善，感染容易扩散，病情发展快，病程中易反复、易波动、易发生突然变化，可能孩子刚表现有些异常，病情就突然变得很严重了。但若能及时加以恰当诊治，病情恢复也较快，较少情况或案例变为慢性或留下后遗症。所以孩子生病时，家长要带孩子及时就医，并遵从医嘱，采用科学的护理方法。

输液和住院并非治疗"大病"的最佳方式

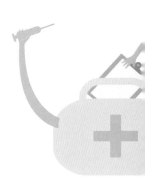

在很多家长们看来，需要输液，甚至住院的就一定是"大病"，而得了"大病"一定得输液和住院才能治疗。但我希望通过讲述几个治疗"小病"和"大病"的例子，给家长提供更多的治疗思路。

幼儿急疹 通常是婴幼儿第一次发热（一般都在39℃以上），而且至少持续3天，新手妈妈遇到这种情况肯定会被吓到。这时即使被告知需要输液治疗，家长也能接受。但我会跟家长反复解释，

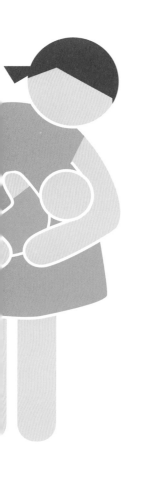

这是比较常见的幼儿疾病，无需输液，也不需要使用抗生素。幼儿急疹是病毒感染引起的，抗生素治疗也是无效的。家长要做的更多的是保证孩子摄入足够液体，3~4天后，热退疹出，再过3天左右，基本就可自愈了。

呕吐 呕吐常常让孩子们非常痛苦，也容易造成脱水，所以很多家长希望通过输液来帮助孩子止吐和纠正脱水。其实，我们可以通过更为科学的治疗和细致的护理降低输液率，减少孩子们的痛苦，比如，用一片昂丹司琼（止吐药）加上口服补液盐就可以解决95%以上儿童的呕吐和脱水问题。

肺炎 妈妈们一听到"肺炎"两个字，就会非常紧张。实际上，不是所有的肺炎都需要直接输液治疗的，肺炎也是要进行评估分级的。程度轻的肺炎不用直接选择输液治疗，可以口服药配合雾化在家治疗解决。对于非常小的婴儿、咳喘重的孩子，我们可能也会建议住院观察，但多数通过合理的雾化、水化都能顺利缓解，住院治疗是为了孩子得到更好的护理和病情监测，并不是为了输液，而且患儿的平均住院天数为3天左右。

此外，对于其他儿童疾病如腹泻、便血、哮喘等，也都很少需要输液治疗。我们不选择让孩子住院或输液，而在门诊治疗"小病"，其实是为了更规范地预防和治疗"大病"！

远离朋友圈的"流感神药论"

"这次的流行性感冒太严重啦！我们家大人小孩都被传染上了，小孩子一感冒就是大半个月，还没好，老人又开始发热，去了某医院，医生还不给输液，我最后在朋友圈里买到……"

一场流感，带给医护工作者的不仅是超出日常工作负荷的疲惫感，更是对于很多家长陷于"药物滥用"误区的无奈。流感爆发后，不断有新的国内外流感指南、专家共识出台，为流感的诊治提供科学的指导，但很多家长急切地想要得到能"赶紧"治愈孩子疾病的"神药"。而他们手中的信息往往局限于朋友圈转发的同样弥漫着焦虑气息的"求助帖"，有些流传很广的防治"妙招"甚至是谣言。

流感不是普通感冒，它确实要比普通感冒严重。流感病毒传染性很强，但流感也是有自愈性的。根据统计，全球每年有5%～10%的成人和20%～30%的儿童发生流感，大部分流感患儿都得以自愈。但对于高危易感人群如婴幼儿，特别是2岁以下的婴幼儿，流感并发喉炎、气管炎、支气管炎、毛细支气管炎、肺炎及胃肠道症状较成人常见。建议5岁以下儿童疑似流感时要及时看医生，早诊断、早治疗可以提高治愈率、减少发生严重并发症的风险。科学检测流感病毒的方法很多，但没有任何一种检测方法是100%准确的，不要过分依赖检测结果，医生的经验才是诊治的关键。

得了流感，靠输液或口服使用抗生素来抵御疾病是徒劳的。世界卫生组织（WHO）和美国疾病控制与预防中心（CDC）推荐神经氨酸酶抑制剂作为流感抗病毒药物的一线治疗药物，临床最常用的是奥司他韦（达菲）。奥司他韦用于治疗流感，最理想情况是在症状出现48小时内开始应用治疗，特别是儿童和孕妇。奥司他韦可使流感患儿的病程缩短30%，病情严重程度减轻38%，成人和儿童使用奥司他韦的疗程相同，只是具体使用剂量不同。

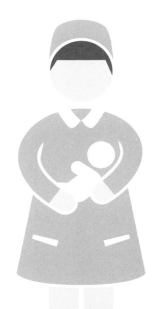

奥司他韦也不是"万能神药"，它对普通感冒是无效的，滥用奥司他韦同样会带来耐药性的风险。为了防止抗病毒药物出现和抗生素一样的耐药情况，我们不推荐大范围或常规应用抗病毒药物预防流感，而且普通抗病毒药物如金刚烷胺、利巴韦林等并没有预防流感的作用。若家庭成员中有人确诊患流感，对于密切接触的老人和孩子，可以用奥司他韦预防，但具体剂量和疗程要咨询医生。对于流感的防治，接种流感疫苗是有效手段，对此我会在本书中作具体论述。

过敏性疾病防治策略，拥抱不完美中的完美

与追捧"抗流感神药"的态度相反，当医生建议患过敏性疾病的孩子服用激素类药物时，患儿的家长却是非常排斥的。国外开展过一项针对5岁以下儿童过敏性哮喘控制效果评估的调查：在哮喘的治疗中，父母对激素类药物的应用充满了担忧，因为父母担心药物可能给孩子带来的"不良影响"，家长对药物所持的怀疑态度使孩子的治疗更加困难。

近几年，中国儿童患过敏性疾病的发展速度之快，远远超过我们对过敏疾病认识的速度。很多家长已经开始更加冷静地看待孩子"过敏"这个问题，在陪伴孩子成长的过程中，家长和孩子一起在经历疾病的"训练"，刚上幼儿园的孩子会很清楚地告诉自己的生活老师，自己有"过敏性鼻炎"或"过敏性咳嗽"……

但在医学诊疗上，大多数医生还停留在出现过敏症状后的药物治疗上，为了让患有过敏性疾病的儿童舒适地生活，根据过敏疾病的病情，合理采用激素治疗是医生们采用的一种相对完善的

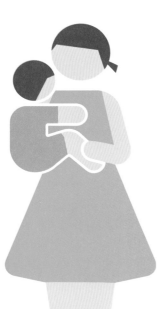

手段。但对于如何预防儿童过敏，如何指导过敏儿童的生活方式等方向的研究，我们需要更完美的方案。

几年来，我一直致力于儿童过敏性疾病的研究，除了阅读大量最新最权威的国内外文献，每年也会定期参加国际研讨会议。我想努力地把国际上先进的医疗理念和国内的实际情况结合起来，为孩子们提供更好更安全的治疗。

在参加澳大利亚临床免疫学和过敏学协会（ASCIA）年会时，我听取了专家们对过敏性疾病研究的前沿成果，此外，会议交流中，关于一些面向过敏儿童服务网站的介绍也带给我不小的触动和启发。这些网站的服务信息包括给家长看的过敏科普材料，儿童过敏的调查资料以及过敏儿童的日常食谱、免敏食材的购买和制作方法。我一直在努力维护自己的预防过敏科普公众号，希望给妈妈们提供一些防治过敏性疾病的科普知识。但个人的力量确实也很有限，希望有一天可以找到更多的合作伙伴，我们一起建立更加完善的信息分享平台，为更多的过敏儿童提供更有效更贴心的服务。

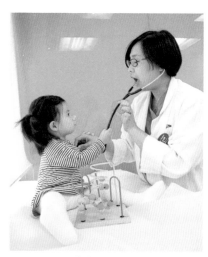

傅宏娜医生与那米拉小朋友

目 录
Contents

第一讲 /
发热感冒咳嗽，一次说透

第二讲

呕吐拉肚子，正确护理比去医院更重要

第三讲

打喷嚏，痒痒痒，过敏的小孩不好带

第四讲

宝宝入园，"一月一病" 破解之法

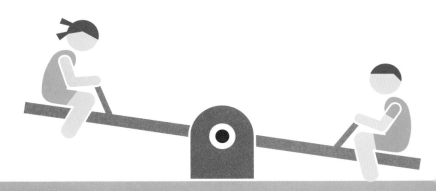

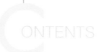

第五讲

家庭营养跟得上，少往医院跑

第六讲

从头到脚，说说宝宝的日常护理

第七讲

疫苗与定期体检，为宝宝的健康保驾护航

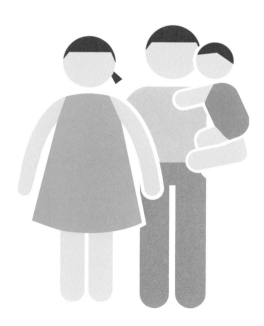

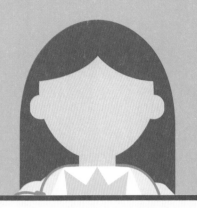

第一讲

发热感冒咳嗽，
一次说透

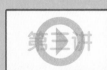

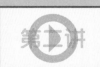

儿科医生
健康公开课

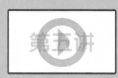

第三讲

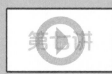

第五讲

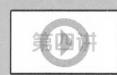

第四讲

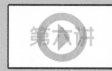

第六讲

不是一发热就要去医院

孩子发热到多少度时应该去看医生？这是个让家长头痛的问题，有的孩子的体温明明已经高达40℃了，可还是玩得很开心，但有的孩子只烧到38.5℃，就没精打采，昏昏欲睡。前者其实无需太过担心，后者则需要注意。

发热常常是身体存在疾病或感染的一个信号，发热本身对身体没有伤害，而是提示身体正在对抗疾病的一个好的信号，而且发热可以刺激身体的免疫功能。

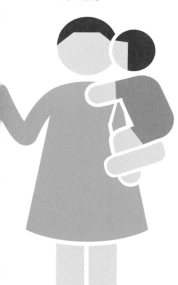

发热不是疾病！它是疾病的一种症状

从普通的感冒到严重的肺炎，都可能引起发热。发热说明孩子的体内正在发生一场战争，友军是增多的白细胞和抗体，敌人是入侵的细菌和病毒，双方激烈交战，你来我往打得火热。经此一役，孩子的免疫力又会上一个台阶。

但发热无疑会使孩子身体感到不舒服，会让孩子变得烦躁不安，进而引起心率和呼吸频率增快，迅速上升的高热有时还会引起惊厥症状。

孩子吃喝如常精神好，就不需要看医生

不是一发热就要马上看医生，虽然每个家长都会有这样那样的担心，其实观察孩子发热时的表现和行为，往往比测得的体温值更重要，这更能帮助家长判断需不需要带小家伙去医院。以下情况表示父母不必太担心：

- 虽然发热了，但是精神好，能被逗笑，吃喝如常。
- 发热时看起来不舒服，但退热之后就和平常一样活泼。

尽量让孩子感觉舒服

发热时最需要做的就是尽可能让孩子感觉舒服，保证摄入足够的水分（水、稀释的果汁、口服补液盐溶液等）预防脱水。不要给孩子穿过多的衣服，保持室内凉爽（一般24℃左右）。

如果孩子发热是由传染性疾病（如水痘、麻疹、流感等）引起的，就要和其他孩子、老人或身体比较弱且有慢性病的人隔离。

怎样正确测量体温

　　当你用手触摸孩子前额或用额头贴贴孩子的额头时,感觉到温度偏高或烫手,就觉得孩子是发热了。其实"感觉烫手"这件事并不是那么靠谱,特别是在孩子寒战时,判断孩子是否发热,还是需借助体温计来测量。

体温计的选择

　　● 老式的水银温度计不仅读数困难,易碎,且一旦打碎,水银会流出,被孩子误食或沾在皮肤上是非常危险的,所以建议家长们选择数字体温计。

　　● 耳温枪式温度计是深受家长欢迎的一种数字体温计,轻轻插入孩子耳道,开启测量,马上就能测出体温,既方便又安全,它在各大药店、母婴用品店都能买到,是目前比较推荐使用的适合婴幼儿的体温计。

测量方式

　　● 对于婴幼儿(小于3岁),更为准确的体温测量方法是测肛温,这是许多专业医疗人士首选的方法,将温度计轻轻插入宝宝肛门,直到看不见温度计的金属部分,然后稍等一会,待温度计发出蜂鸣声后拿出来读数即可。这种方法在家里操作起来有难度,不推荐家长们在家里测量。

　　● 4~5岁后可以测口温,体温计要放到舌下尽量靠后的位置,需要孩子配合紧闭口腔,注意口温测量要在孩子喝热水或冷水之后15分钟再测,否则会影响测量结果。

　　● 腋下测体温适用于任何年龄,把温度计紧紧夹在孩子的腋窝下,3分钟后即可读数,但其准确性不如测肛温或口温。

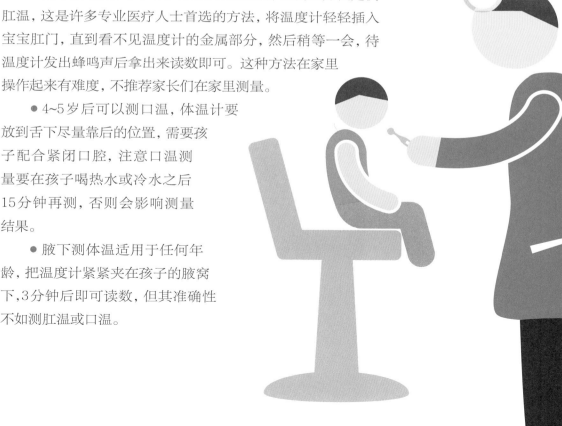

TIPS

不管是用哪种方法测出的体温,虽然存在细微的偏差,但都相对准确。在门诊看病的时候,家长需要告诉医生是用什么体温计测出来的体温,测量部位,体温多少度,这会对医生的诊断更有帮助。

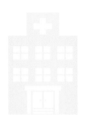

什么样的发热必须看医生

- 任何年龄反复高热超过40℃。
- 2岁以下儿童持续发热超过24小时。
- 2岁以上儿童持续发热超过72小时。
- 宝宝看上去很难受、嗜睡或烦躁不安。
- 发热同时出现其他症状，如脖子僵硬，严重头痛、咽喉痛、耳痛，皮疹，反复出现呕吐或腹泻。

发热后多次带孩子去医院，不可取！

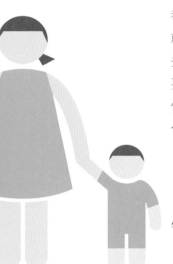

　　宝宝发热几乎是每个家长都会遇到的问题，焦急的妈妈们都曾为孩子数日不退的高热急得心力交瘁。孩子一发热，妈妈就不知所措，赶紧往医院送，好比患上了"发热恐惧症"，过分关注发热的度数，总觉得度数越高就越危险。有的发热确实需要医生来治疗，但有的发热真的不必如此担心。家长焦急的心情可以理解，但孩子一发热短时间内就跑几趟医院看病，这非常不可取。因为：

- 医院是各种疾病的聚集地，容易发生交叉感染。
- 得到医生的建议后，应该遵医嘱在家服药休息。
- 发热是一种症状，多数情况下至少会持续3天，家长不必太过心急。
- 孩子需要安静的休息环境，才能恢复健康。

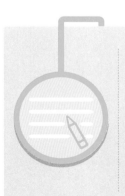

　　通常情况下，儿童正常体温在36~37.5℃。由于新生儿体温调节系统还未发育完全，或被衣服包裹太多，体温会略微升高，只要不超过38℃都是正常的。越小的宝宝越需要家长特别呵护，3个月以下的宝宝体质弱，对细菌病毒的抵抗力也弱，出现任何发热（体温超过38℃）都要立即送医院就诊。

少穿衣，不要包成"维尼熊"

面对发热还被裹得严严实实的孩子，我一般一进诊室就会告诉家长："先给孩子脱掉厚厚的外套吧，孩子需要散热。"这个时候，老人可能就会嘀咕了："孩子已经发热了，可不能再受凉。"还好年轻的家长比较理解，开始配合脱掉帽子、毯子、外套……

正确的散热方法能缓解孩子的不适，那么家长可以从哪些方面来帮助散热呢？

可用空调调节室内温度：保持室内凉爽（一般24℃左右），天热可以开空调，凉爽的空气有助于带走孩子散发出来的热量。

适当穿衣：宝宝衣服不能穿太多，被包成"维尼熊"，不仅热量散发不出去，还会使体温急剧上升，有发热性惊厥的危险。

给宝宝吃喝：发热时，体内的能量在燃烧，需要额外补充能量和水分（水、稀释的果汁、口服补液盐溶液等），有时候服用退热药效果不好，可能是宝宝体内水分不足导致的，因为发热会带走体内大量的水分，此时若不及时补充水分，即使服用了退热药，也达不到预期的退热效果。

儿童的体温调节功能不成熟，过多的包裹不仅不会"捂出汗"，还会使体温迅速上升。

不推荐酒精擦浴

任何浓度的酒精都不行！因为酒精可能会被孩子用嘴吸入或经皮肤吸收，引起很严重的副作用，如酒精过敏，甚至休克、昏迷。

孩子发热时，家长可能还会给孩子贴退热贴或进行温水擦浴，这些物理降温手段的作用其实是有限的。如果孩子发热后对退热药过敏或不耐受，表现出频繁呕吐且不能口服退热药时，可以尝试进行温水擦拭，但前提是要看孩子能否接受，如果孩子拒绝洗澡或洗澡时孩子出现颤抖等情况，就不要继续了。

退热药，首选"对乙酰氨基酚"和"布洛芬"

《中国0~5岁儿童病因不明急性发热诊断和处理若干问题循证指南》建议≥2月龄的儿童，口温≥38.5℃和（或）出现明显不适时，采用退热药退热治疗。家长会问了：一定要等到体温高于38.5℃，才能用退热药吗？宝宝很不舒服怎么办？退热药主要是用于缓解发热时孩子的不适症状，所以是否需要用退热药不仅要看体温度数，还要观察孩子的身体状态以及体温的上升速度。

对症判断是否用药

用退热药	暂时用药，继续观察
孩子发热时有明显不适，不管温度是否高于38.5℃	体温高于38.5℃，但是能吃能喝，玩耍、睡眠很正常
体温上升很快	体温缓慢上升，可以先观察，辅以物理降温

现在儿童发热时推荐的退热药物，主要包括"对乙酰氨基酚"和"布洛芬"。6个月以下的孩子只能用对乙酰氨基酚，6个月以上的孩子可以选用对乙酰氨基酚和布洛芬，两者可以交替使用。

儿童发热推荐药物

药物名称	对乙酰氨基酚	布洛芬
商品名	泰诺林、百服宁	美林
适用年龄	任何年龄	6个月以上

不要使用阿司匹林退热

对乙酰氨基酚和布洛芬（用于6个月以上婴儿）能有效退热，体温超过38.5℃时可以给孩子服用，不要用阿司匹林退热，因为这类药物会引起消化道出血，甚至引发瑞氏综合征（RS）危及生命；如果对退热药过敏或不耐受，频繁呕吐不能口服退热药，或者退热药效果不好、孩子不舒服症状没有缓解时，可以单独选择或同时进行温水擦拭；不推荐酒精擦浴，因为可能引起很严重的副作用，如昏迷。

瑞氏综合征（RS）是一种严重的药物不良反应，是儿童在病毒感染（如流感、感冒或水痘）康复过程中患上的一种罕见疾病，以服用水杨酸类药物（如阿司匹林）为重要病因，死亡率高。

药到热退非好事

医院里经常会碰到焦急的家长："孩子已经吃了退热药了，怎么还是这么烫，医生有没有更好的药，能立刻退热的？"

孩子发热，体温反复其实很正常，但有的家长太过焦虑，求助于那些一针下去药到热退的"好药"。例如被滥用的激素"地塞米松"，属于糖皮质激素，长期使用会破坏孩子的免疫系统。如果孩子只是普通的感冒发热，是不建议使用的。除了地塞米松，儿童退热还要谨慎使用尼美舒利和阿司匹林两种药物。

TIPS

我国《糖皮质激素类药物临床应用指导原则》规定："不能单纯以退热和止痛为目的使用糖皮质激素。"

尼美舒利
容易导致大量出汗，甚至严重的肝、肾损伤。

阿司匹林
引起消化道出血，甚至引发瑞氏综合征（RS），危及生命。

孩子第一次高热，很可能是幼儿急疹

幼儿急疹多数出现在孩子第一次发热，多为高热（39~40℃），很突然，来势汹汹。新手爸妈如临大敌，将宝宝带到医院，一通检查，孩子却还是持续高热，家长们心急如焚，眼看着孩子发热却无能为力。可是3~5天后，孩子发热症状消失，体温正常，还出了一身的红疹子，原来是幼儿急疹！

TIPS

孩子6个月之后的首次发热，如果只有发热没有其他任何不适症状，可以观察是否出现幼儿急疹。

早期诊断有困难

病好了，家长们悬着的心终于放下了，欣慰之余，更多的是懊恼，如果当初淡定一点，不被高热虚张声势吓到，如果孩子一发热就诊断出幼儿急疹，就不需要受那么多罪了。问题在于，幼儿急疹的早期诊断较困难，不容易与其他疾病区别。

热退疹出，静候自愈

幼儿急疹的最特别之处就是"热退疹出"，是典型的"马后炮"，孩子发热3~5天后体温降到正常，然后皮肤就出现越来越多的疹子，不痛不痒，其实这个时候，病也就快好了！

幼儿急疹出的疹子是玫瑰红色的点片状皮疹，略高于皮肤，轻轻按压可褪色，一般最先出现在孩子的面部、颈部，逐渐蔓延到全身甚至手脚，持续2~3天后疹子就会消退，不用涂抹药物，疹子消退后不会留疤。

血液检查有助于判断

幼儿急疹的典型病程是"发热三天，热退疹出"，在就诊过程中，医生一般情况下不建议做血常规检测。当孩子的病情不容易判断时，医生偶尔也会借助血常规检测。测得结果通常表现为白细胞中的淋巴细胞比例增高，测超敏CRP，指数不会有明显的上升。如果医生通过血常规检测高度怀疑孩子可能得了幼儿急疹，家长应该选择耐心地等待孩子自然病程的结束。

发热时间超过了妈妈的忍耐"底线"

　　一般情况下，只要护理得当，孩子发出疹子后就会退热。妈妈们也明白退热需要一个过程，但是这个等待过程对妈妈来说是非常煎熬的。如果3天没退热是不是就该去医院；快一周了，疹子才发出来……我能理解妈妈们在应对孩子发热这件事情时的心态，因为同样身为母亲，孩子生病时难免也会焦虑。焦虑是一件特别消耗人的事情，幼儿急疹就是一件考验家长们心态的事情。所以面对可能出现的幼儿急疹，耐心等待，不要因为焦虑给孩子造成过度治疗，影响孩子健康。

万一出现并发症如何应对

　　通常情况下，幼儿急疹不会出现严重的并发症。但在生病期间，宝宝可能出现食欲缺乏、轻微腹泻、轻微咳嗽，以及出现流鼻涕、嗜睡、眼皮水肿等表现，这并非严重的并发症，家长依然可以冷静应对，采用常规的护理方法即可，无需过度紧张。

幼儿急疹和其他出疹疾病的区别

疾病	皮疹形态	症状	注意事项
幼儿急疹	玫瑰红色斑丘疹，按之褪色，不痛不痒，24小时内出齐	高热3~5天，可达40℃，热退疹出	密切接触会传染，但不属于传染病
水痘	小红斑—水疱—结痂的过程	轻微或中度发热	很强的传染性
风疹	淡红色斑点	发热较轻，耳后、枕后、颈部摸到肿大的淋巴结	有传染性，孕妇在孕前3个月感染风疹病毒会导致胎儿畸形
药物疹	形态多种多样	不发热，剧烈瘙痒，停药后皮疹消退	与服用某种药物密切相关
猩红热	小米粒样，成片出现	高热，咽喉痛，舌面红肿，粗糙，即草莓舌	有传染性
麻疹	红色斑丘疹	皮疹出现前有咳嗽、流涕、眼睛红，高热，口腔内有麻疹黏膜斑	有传染性

需立即就诊的情况

- 3个月以内的婴儿肛温超过38℃，不论孩子精神状态如何，都必须尽快就医。
- 3~6个月婴儿肛温超过38.3℃，6个月以上婴儿肛温超过39.4℃。
- 2岁以下婴幼儿发热超过24小时，2岁以上幼儿发热超过3天。
- 孩子非常烦躁而且拒绝喝水。
- 发热同时出现抽搐。
- 孩子自身还有心脏病等基础性疾病。

医生的话

妈妈问：
为什么我的宝宝会得两次幼儿急疹？

傅医生答：
幼儿急疹主要是感染人类疱疹病毒6型所致，可以自愈，而且可以获得终身免疫，但少部分宝宝还会感染另一种人类疱疹病毒7型，这种类型发病晚，皮疹症状相对较轻。两种病毒之间没有交叉免疫，所以有的宝宝确实有可能得两次幼儿急疹。

孩子第一次发热，有很大概率是幼儿急疹发热，所以家长在孩子第一次发热的时候，首先考虑幼儿急疹，不要着急，但也不要过于大意，不要等皮疹出现才就医，耽误最佳治疗时机。

建议孩子发热24小时后，带宝宝看一次医生，如果没有发现异常，血液化验提示病毒感染，可以听从医生的建议，继续观察等待。

不要用抗生素来"退热"

幼儿急疹普遍能自己痊愈，虽然是高热，但妈妈们不用过度紧张，高热时合理使用退热药控制体温即可，抗生素无效，整个过程不需要过多药物干预。

- 高热也会带走人体的水分，孩子生病后，饮水量会明显减少，造成出汗和排尿减少，所以要想办法让孩子多喝水，保证体内水分充足。如果是母乳喂养的宝宝，不应停喂母乳，因为母乳一方面能为宝宝补充水分，另一方面能让宝宝吸收母乳的免疫成分。

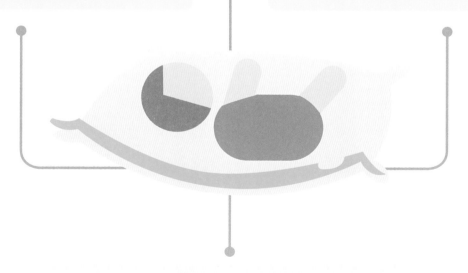

- 在补液的前提下，可进行药物和物理降温联合施用，孩子表现出不舒服，可以给宝宝服用对乙酰氨基酚或布洛芬退热，将体温控制在38.5℃以下。

- 幼儿急疹的传染性不强，但在孩子发热期间还是应该和其他孩子分开，至少隔离至热退后24小时。

- 对于皮疹，家长只需密切观察，注意皮肤清洁，避免继发感染。幼儿急疹不怕风也不怕水。出疹期间，孩子可以正常洗澡，不要给孩子穿太多衣服，保持皮肤的干燥通风。

高热惊厥，并不会"烧坏脑子"

单纯性的高热惊厥是一种伴随着发热出现的常见急症，说得通俗一点，就是在发热的时候，由于孩子大脑体温调节中枢功能不是很稳定，应对高热时，体温调节出现障碍，从而引发惊厥。发作时表现为意识丧失、浑身抽搐、强直、呼吸急促不规律，甚至口唇发绀，发作持续时间一般不超过5分钟，来得快去得也快，通常不会对宝宝身体造成严重的损害，也不会"烧坏脑子"而影响智力发育。

高热惊厥通常是由于孩子的体温骤然巨升，表现为全身大发作，持续时间很短。

惊厥来得太快就像一阵风

● 高热惊厥通常24小时之内只会发作一次，只有很少的情况会超过一次。

● 高热惊厥在儿童中的发病率为2%~5%。

● 高热惊厥往往发生在6个月至5岁的儿童身上，3岁以下儿童尤为多见。

惊厥可能预示其他严重疾病

高热惊厥只要合理应对并不会有太大危险，但有些惊厥是身体发出的危险信号，可能预示着孩子患有其他严重疾病。

● 惊厥超过5分钟。

● 伴有喷射性呕吐，就是呕吐物喷得很远，像高压水枪一样。

● 惊厥后出现神志不清的情况，如昏迷不醒或者醒后神志不清，不认识爸爸妈妈。

● 惊厥一次后，短时间内再次惊厥。

出现以上情况，家长一定不能掉以轻心，要及时送医院急诊。

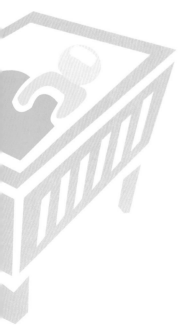

不要往孩子嘴里塞东西

浩浩是个1岁多的小男孩，半夜突发高热惊厥，家长赶紧打急救电话（120），送到医院急诊室，孩子到医院的时候已经累得睡着了，但妈妈的手指上有新的伤口和血迹，原来妈妈担心孩子咬到自己的舌头，当时把手指塞进了孩子的嘴里，好在浩浩的惊厥很快就过去了，妈妈的手也只是皮外伤，但这种做法是错误的。

孩子惊厥时，牙关紧闭，咬合力比平时大得多，此时不要往孩子嘴里塞任何东西，包括勺子、毛巾、筷子、手指，以免把物品咬断，造成不必要的意外。

孩子惊厥时家长一定要冷静，可采取以下应对措施。

● 让孩子平躺在地板或硬板床上，远离坚硬、尖锐的物品，防止孩子乱动时碰伤。

● 将孩子的头转向一侧，避免误吸入痰液、呕吐物导致窒息。

● 不要把任何东西放到孩子嘴里。

● 不要大力摇晃或紧紧抱住孩子。

● 若惊厥发生时间超过5分钟，及时拨打急救电话（120）。

● 惊厥过后依然要带孩子去医院检查。

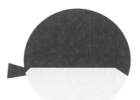

孩子发生惊厥时家长不要强行掰开孩子的牙关，不要强行按住正在抽搐的四肢，以免造成外伤。

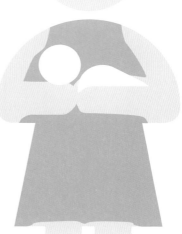

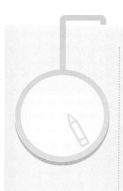

高热确实会对神经系统存在一定负面影响，孩子会出现反应迟钝、疲惫、无精打采甚至嗜睡，更严重时会"烧得说胡话"和发生高热惊厥。但是，这些不良影响都是暂时性的。目前没有任何证据证明单纯高热可以引发身体组织器官的实质性损害，包括很多家长担心的"烧坏脑子"。

高热超过5天，谨防川崎病

川崎病又称"皮肤黏膜淋巴结综合征"，常发生在5岁以下的儿童身上，此病不难治疗，但如果得不到及时治疗，拖延下去，就会引起血管炎症，连累心脏的冠状动脉，形成动脉瘤，就会有生命危险了。川崎病在亚洲发病率较高，特别是日本、韩国较常见，高发年龄是在6个月至5岁，冬天及早春是高发季节，但不会在儿童之间互相传染。

眼红嘴红全身红，小家伙开始变急躁

说到川崎，人们马上会联想到川崎酱，而说到川崎病，大多数家长可能有点陌生，但皮皮妈每次想到这个疾病的名称就后怕不已。皮皮1岁半了，有一次发热38.5℃，"身经百战"的皮皮妈像以往一样给皮皮在家吃药降温护理，可是发热5天后，病情还是反复，皮皮妈有些担心并开始留心皮皮身上每一处细微变化：皮皮的舌头变得很红，上面还有凸起的红点，像草莓一样，眼睛也红彤彤的；皮皮难受的时候边哭边挥着小拳头捶妈妈。皮皮妈意识到这和以往单纯的发热并不相同，就马上带孩子来医院，最后确诊为川崎病，住院一周后康复出院。

并非疑难杂症，早治疗是关键

目前为止，川崎病的病因并不清楚，找不到明确导致川崎病的细菌、病毒或毒素，没有特异性的检查辅助明确川崎病的诊断，因此诊断就是依据川崎病典型的临床表现和排除其他疾病。

在宝宝发病的12天内都算是川崎病的黄金治疗期，尽早静脉输注丙种球蛋白能将发生冠脉瘤的风险降到最低。除了丙种球蛋白，还需要阿司匹林药物治疗，阿司匹林能降低血管发生血凝块的可能性，即起到抗凝的作用。如果能及早诊断、及早治疗，川崎病导致心脏并发症的概率并不大。

川崎病的典型临床表现

川崎病的典型临床表现除了包括至少5天以上抗生素治疗无效的高热，还包括下面6项表现中的至少4项。

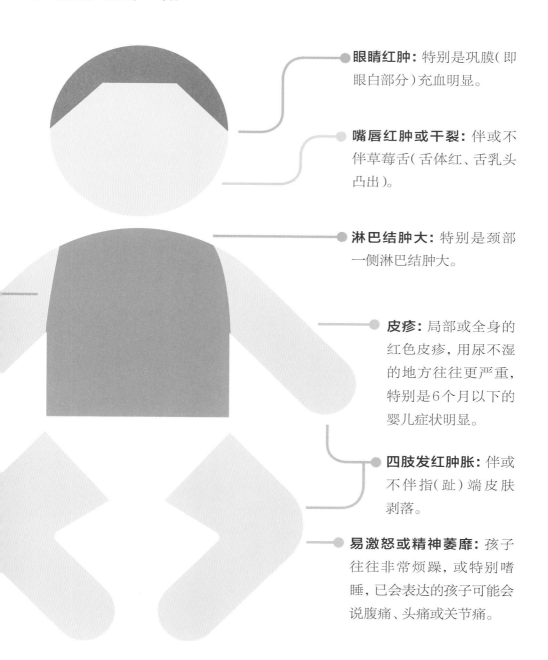

眼睛红肿：特别是巩膜（即眼白部分）充血明显。

嘴唇红肿或干裂：伴或不伴草莓舌（舌体红、舌乳头凸出）。

淋巴结肿大：特别是颈部一侧淋巴结肿大。

皮疹：局部或全身的红色皮疹，用尿不湿的地方往往更严重，特别是6个月以下的婴儿症状明显。

四肢发红肿胀：伴或不伴指（趾）端皮肤剥落。

易激怒或精神萎靡：孩子往往非常烦躁，或特别嗜睡，已会表达的孩子可能会说腹痛、头痛或关节痛。

发热可能预示的疾病

　　发热本身不是一种疾病，而是一种症状，对于发热的孩子，最重要的是观察并寻找引起疾病的原因，以下疾病都能引起发热症状。

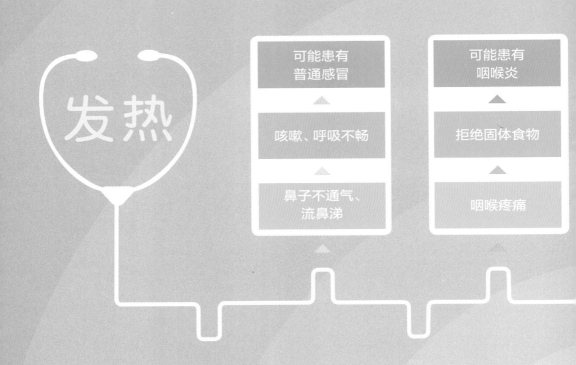

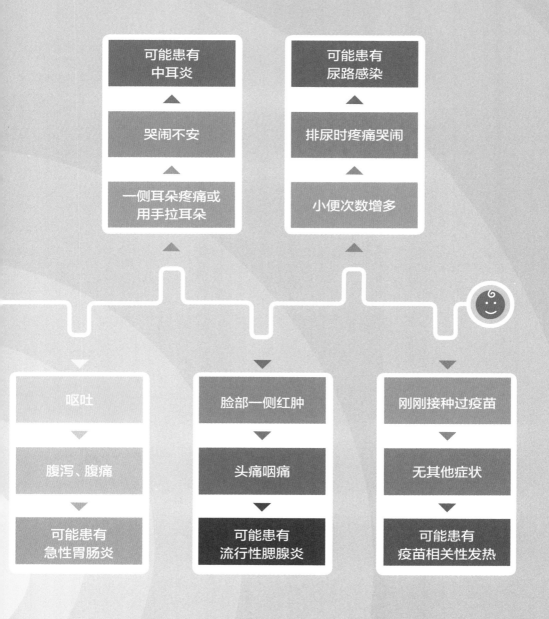

可能患有
中耳炎
▲
哭闹不安
▲
一侧耳朵疼痛或
用手拉耳朵

可能患有
尿路感染
▲
排尿时疼痛哭闹
▲
小便次数增多

呕吐
▼
腹泻、腹痛
▼
可能患有
急性胃肠炎

脸部一侧红肿
▼
头痛咽痛
▼
可能患有
流行性腮腺炎

刚刚接种过疫苗
▼
无其他症状
▼
可能患有
疫苗相关性发热

普通感冒，不要乱吃感冒药

普通感冒也叫急性上呼吸道感染，是儿童常见病，平均每个儿童一年要感冒7~8次，自然病程7~10天，90%以上由病毒感染引起，绝大多数都可以自愈。症状很轻的感冒和咳嗽通常不需要任何治疗，多数孩子即使有轻微的咳嗽和鼻塞仍然很开心，正常玩耍，睡眠很安稳。家长只要对症处理，缓解孩子身体不适即可。

在家护理好于乱吃药

普通感冒的治疗就是多喝水，多休息，缓解鼻塞。

治疗感冒和咳嗽的药物很多都是非处方药（OTC），在药店很容易买到，但对于4岁以下的婴幼儿来说，这些感冒药对于小孩子可能反而会引起病情加重，因为流鼻涕、咳嗽排痰其实是排病毒的过程，药物减轻这些症状的同时有可能抑制病毒的排出，甚至掩盖住迅速变化的病情，所以不建议4岁以下的儿童服用这些药物。4~6岁的儿童只有在医生的建议下才可以服用，6岁以后服用相对比较安全，但要严格按照规定的剂量服用。

普通感冒和咳嗽，可以在家进行正确护理，不仅安全经济，还非常有效。

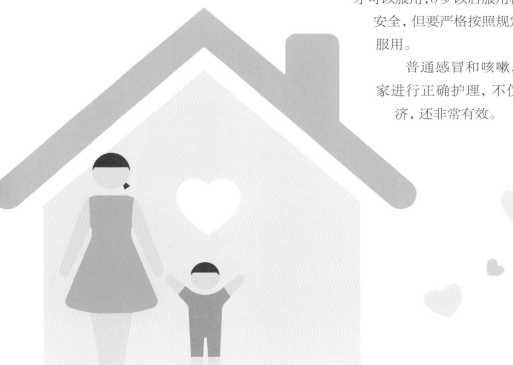

流鼻涕：流鼻涕的过程其实就是排除病毒的过程！所以让鼻涕流出来或吸出来就可以了，不要想办法阻止鼻涕流出。抗组胺药，如氯雷他定、西替利嗪等不能缓解普通感冒流鼻涕等症状，但对过敏性鼻炎引起的流鼻涕有效（这也是鉴别感冒和过敏性鼻炎的一个方法）。

鼻塞：用盐水喷鼻或滴鼻可以缓解鼻塞症状，如果家里没有盐水喷鼻剂或滴鼻液，温开水也可以起到很好的效果。每侧鼻孔2~3喷，一侧喷完再喷另一侧，不限次数，只要鼻塞就可以用，特别是婴儿吃奶前喷鼻或滴鼻，可以让他正常吸吮、防止呛咳。盐水喷鼻剂或滴鼻液是OTC药物，在家也可以用2毫升食盐加240毫升温水配制。对于稠厚的鼻涕可以用湿棉签轻轻去除。

咳嗽：小于3个月的婴儿咳嗽，要及时看医生；3个月~1岁的孩子，可以喝温水、苹果汁等止咳，在咳嗽时每次喝5~15毫升，每天4次。蜂蜜可以稀释痰液缓解咳嗽，1岁之内不建议喝蜂蜜，1岁以后的孩子，可以喝蜂蜜止咳，每次2~5毫升。研究发现，蜂蜜对于减轻孩子夜间咳嗽的频率和严重程度效果明显好过止咳药物。

补充水分：帮助孩子在感冒咳嗽期间喝足够的水，这样可以稀释孩子的分泌物，更容易咳出痰和排出鼻涕。

保证足够的湿度：湿润的空气能防止鼻黏膜干燥，让气管保持润滑，空气的相对湿度最好保持在50%~60%。

TIPS

建议家中常备儿童专用的生理盐水或海盐水喷鼻液，对于感冒鼻塞、咽炎都有效。

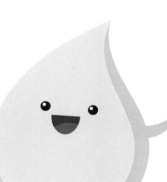

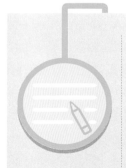

前文已说过，发热是身体对抗疾病的保护性措施，孩子感冒发热时，一般情况下低热不需要治疗，高热（通常超过39℃）时孩子会感到不舒服和没有精神，需要用对乙酰氨基酚（如泰诺林）或布洛芬（如美林）退热或缓解疼痛，这两种退热药物对儿童非常安全，很容易在药店买到，但布洛芬建议给6个月以上儿童使用。

对付流感，"特效药"不是抗生素而是疫苗

流感由流感病毒引起，传染性很强，传播很快，常在幼儿园或学校迅速传播。流感季节是从每年的深秋到来年的春末，流感主要在冬季的几个月流行。每年这个时期，有不少小学、幼儿园的孩子集体生病，有的班级甚至停课，家长们自然很着急。

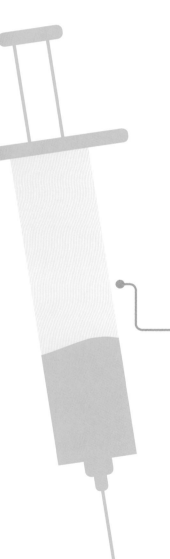

流感是如何传播的

流感传播的主要途径是流感病人在咳嗽、打喷嚏或说话时喷出的一些带有流感病毒的飞沫，这些飞沫落到附近人的口鼻上，就有可能传染。这些人往往是你的孩子、家人、同事等关系亲密的人。还有少数情况是孩子直接接触了有流感病毒附着的物品，然后又直接接触了自己的口鼻或眼睛。

病毒传播的过程听起来很不舒服，但无时无刻不发生在我们身边，比如打喷嚏、咳嗽时不捂住口鼻，任飞沫喷到空气里，或者虽然用手捂住口鼻但没有及时洗手。擦鼻子的纸巾或手帕如果一直攥在手里，含有病毒的分泌物粘在手上，也会引起传播。

每年为孩子接种流感疫苗是最好的保护

季节性流感每年都会来，虽然可控可治，但家长也不可掉以轻心，需提早预防。最有效的途径，就是在每年九十月份接种流感疫苗。接种流感疫苗后至少2周才能产生保护作用，儿童会更晚一些，所以已经接触流感病毒再考虑打疫苗，一般不会有效果。

流感的预防措施

咳嗽、打喷嚏时用纸巾覆盖住口鼻，并且用过的纸巾要马上扔到带有盖子的垃圾桶里，然后洗手。勤洗手，如果临时不方便洗手，可用含酒精的洗手液清洁。避免待在人群密集的环境中太久，尽量不要直接用手揉擦眼睛和口鼻。如果家中已有患流感的病人，尽量不接触。家里的物品，特别是孩子的玩具要用家用消毒剂及时擦拭。

治疗流感的特效药不是抗生素

检测流感病毒的方法很多，最常用的方法是检测鼻腔里的分泌物，但没有任何一种检测方法是100%准确的，不要过分依赖检测结果，医生的经验才是诊治的关键。

治疗流感有"特效药"吗？有，但不是抗生素！世界卫生组织（WHO）和美国疾病控制与预防中心（CDC）推荐神经氨酸酶抑制剂作为流感抗病毒药物的一线治疗，也就是临床最常用的奥司他韦（达菲）。而且最理想情况是症状出现48小时内开始应用治疗，特别是儿童和孕妇。

利巴韦林并没有预防流感的作用

为了防止抗病毒药物出现和抗生素一样的耐药情况，不推荐大范围或常规应用抗病毒药物来预防流感，而且普通抗病毒药物如利巴韦林、金刚烷胺等也没有预防流感的作用。如果家庭成员中有人确诊得了流感，对于密切接触的老人和孩子，是否可以用奥司他韦预防，具体剂量和疗程必须先咨询医生，再按医嘱决定是否使用，避免滥用。

TIPS

除了药物治疗，流感患儿还应保证充足的睡眠、休息，尽量多喝水。建议5岁以下儿童疑似流感时要及时看医生，早诊断、早治疗可以提高治愈率，减少发生严重并发症的风险。

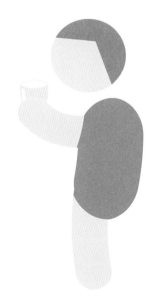

医生的话

妈妈问：
孩子得了流感什么时候能上学、上幼儿园呢？

傅医生答：
不用退热药的情况下，至少体温正常24小时，才能复课。依据流感的传染期，排出病毒是从发病前1天到发病后5~7天，所以在此期间即使孩子体温已经正常，仍有可能将病毒传染给其他同学，最好发病后10~14天再复课。

让家长烦心的久咳不愈

感冒后咳嗽大概是除发热外家长带孩子来医院看病的第二大原因了，"医生，我家宝宝感冒好了后就一直咳嗽，这都一个多星期了怎么还没好？""我家宝宝白天还好，一到晚上就咳得厉害，宝宝睡不着，我们跟着也一宿一宿地睡不好。"在儿科诊室，这样的"哭诉"确实很常见。

孩子出现哪种咳嗽要看医生

宝宝的咳嗽是一种症状，是呼吸道往外驱逐病毒时产生的正常反应，可分为以下3种。

持续咳嗽：感冒后出现的咳嗽，偶尔干咳或有痰，会持续1~3周，宝宝吃得香，玩得开心，不必特别担心。

夜间咳嗽：白天不咳夜里咳，有时还会咳醒，影响睡眠，精神不好。

严重咳嗽：发热伴随咳嗽一起出现，咳出黄绿色的痰液，呕吐、呼吸急促，大孩子会说胸痛。出现这种情况需立即带孩子去医院。

服用止咳药容易掩盖真实病情

"咳嗽当然要先止咳"，这是很多家长的固有观念，其实"强力镇压"的方法不可取，"耐心疏导"才科学。

镇咳≠止咳：服用止咳药，咳嗽一时被强行抑制了，但细菌的最佳"肥料"——痰液，依然停留在呼吸道内，不仅会掩盖引起咳嗽的病因，还会加重感染，甚至堵塞气管。

痰液排不出，咳嗽很难治得好：孩子有痰咳嗽，当然优先考虑祛痰，但祛痰需要一个过程，家长一定要有耐心。此时可以考虑服用类似沐舒坦这类祛痰药。通过稀释痰液，使机体能更轻松地将黏痰排出。该药的有效成分氨溴索能够加强支气管的纤毛运动，通过类似传输带的活动将痰液排出，使痰液易于咳出，从而有效缓解有痰咳嗽的症状。

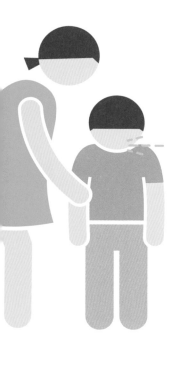

面对咳嗽，家长要多些耐心

咳嗽是孩子的身体清除下呼吸道黏液的一种自然机制，一般来说没有必要去刻意抑制它。之所以孩子一咳嗽父母就紧张，往往是出于面对孩子生病的恐惧心理。大部分持续性的咳嗽是病毒还没有完全消失的信号，只要宝宝不发热，精神好，不影响吃、睡、玩，就是咳嗽慢慢在好转，父母所能做的，就是像护理发热和感冒一样，做好家庭护理工作，然后安心等待，宝宝痊愈的速度往往比想象得快。

不要给4岁以下的孩子服用止咳药

咳嗽和发热一样，只是一种症状，本身并不是一件坏事。找到病因，把疾病治疗好，咳嗽自然就会消失。不考虑病因，盲目给孩子吃止咳药，是本末倒置的行为。根据美国儿科协会的建议，4岁以下的孩子禁止使用非处方的止咳药，英国、加拿大等国家禁止6岁以下的孩子服用非处方止咳药。如果孩子出现发热、精神状态差、呼吸困难、口唇发青、咳嗽严重影响睡眠等表现，要立即就医，不要耽误治疗的最佳时机。

咳嗽发作时，轻轻拍宝宝的背两侧，每侧10次以上，每天拍4次，可以帮助宝宝把呼吸道中的黏液排出来。同时，净化室内空气，也可以缓解咳嗽。

肺炎，还是普通咳嗽？

和许多感染一样，肺炎会有发热、出汗、全身皮肤潮红等症状。和平时相比，宝宝可能会表现出食欲缺乏，无精打采。婴幼儿表现为哭闹、面色苍白或无力。很多家长带着发热、咳嗽的宝宝急急求医，生怕久咳不愈会引起肺炎。孩子咳嗽是肺炎的一个症状，而并非咳嗽导致的肺炎。过去，因为医疗卫生条件有限，肺炎是比较危险的疾病，但现在，只要得到恰当和及时的治疗，多数孩子可以轻松地康复。

TIPS

咳嗽的治疗取决于其根本的病因。虽然很多咳嗽药不需要处方就能购买，但很多止咳药对6岁以下儿童是无效的，甚至还可能引起严重副作用。

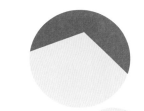

咳嗽老不好，是得了肺炎么？

之所以很多父母或老人坚持认为肺炎是咳出来的，是因为肺炎往往跟随病毒性上呼吸道感染而来，病毒逐渐感染到肺部，引起病毒性肺炎。

咳不出来冻不出来也烧不出来的肺炎

肺炎也可以直接由细菌感染引起，即细菌性肺炎。另外，病毒感染会削弱孩子的免疫力，细菌容易在肺部滋生，导致病毒和细菌混合感染引起肺炎。患有营养不良、贫血和佝偻病的孩子，发生肺炎的概率会相对高一些。

肺炎病人咳嗽产生的飞沫、唾液或痰液都是传染源。秋冬和早春季节，是孩子们患肺炎的高发季节，因为在这些季节里孩子在室内的时间更多，接触病菌的机会明显增加，因而增加了感染的风险，并不是家长通常认为的天气凉，给孩子少穿衣服冻着了就"冻"出了肺炎。

而且，发热和咳嗽只是肺炎的部分症状，而非引起肺炎的原因。呼吸系统任何部位的炎症都可能会出现发热、咳嗽等症状，所以说发热、咳嗽不一定是得了肺炎。

肺炎典型症状

- 在咳嗽或深呼吸时感觉胸痛
- 呼吸频率加快、用力（孩子用力呼吸时，可看到肋间肌肉和锁骨上窝处运动幅度增大）
- 鼻翼煽动（张开）
- 喘息
- 因缺氧出现嘴唇或指甲青紫
- 呕吐

肺炎并不一定要输液治疗

肺炎顾名思义就是"肺部的感染"需要药物治疗。妈妈们只要听到"肺炎"两个字，就会非常紧张，想选择输液治疗。实际上，不是所有的肺炎都需要直接输液治疗，如程度轻的肺炎不用直接进行输液治疗，可以口服药物配合雾化在家治疗解决。对于月龄小的婴儿、咳喘重的孩子，可能也会建议住院观察，但多数通过合理的雾化、水化都能顺利缓解病情，住院治疗是为了孩子得到更好的护理和病情变化监测，并不一定需要输液治疗。

肺炎是不是必须要用抗生素？

　　细菌和病毒都会引发肺炎，抗生素只能治疗细菌性肺炎，对病毒引起的肺炎毫无办法。通常情况下，肺炎是由病毒感染还是细菌感染引起的，很难区分，所以医生常会给孩子应用抗生素，但不一定患肺炎的孩子都需要输注抗生素，一般情况下，口服抗生素对病情状况较好的孩子同样有效。

　　如果宝宝们得的肺炎是病毒性的，并非细菌感染，那么在宝宝患病的过程中，宝宝需要的不是抗生素，而是妈妈的乐观心态和科学护理。

其他的治疗要点包括以下几点：

　　常规治疗：退热，休息，补充水分。

　　应对恢复期的反复：即使控制了肺炎大部分症状，咳嗽等症状可能还会持续数周，家长不必过度担心，也不要试图一下子止住咳嗽。

　　一些特殊情况需要及时复诊：应用抗生素数天后仍然持续发热，呼吸困难加重，并伴有关节红肿、骨痛、颈部强直、呕吐等症状。

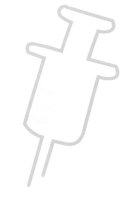

肺炎发病初期和感冒症状相似，如果孩子发热3~4天热度反而更高，咳嗽不见好转，反而咳起来一阵比一阵厉害，声音中有厚厚的痰音，常规护理不起作用，家长就要高度警惕了，很可能是得了肺炎。

医生的话

妈妈问：
接种了肺炎疫苗就不会得肺炎了吗？

傅医生答：
肺炎疫苗主要用来预防肺炎球菌感染——一种由细菌引起的肺炎，而对病毒、其他细菌、支原体、衣原体等感染引起的肺炎，并没有效果。所以说，接种了肺炎疫苗的宝宝，减少了患上肺炎的机会，并不等于以后不会得肺炎了。

警惕"小狗叫"的咳嗽声和异常痰液

　　天气骤然变化，夜间带孩子来挂急诊的父母逐渐增多，很多都是凌晨两三点来医院就诊，家长描述孩子呼吸困难，睡觉的时候被憋醒，咳嗽听起来像小狗叫。这样的情况，孩子多数可被确诊为急性喉炎。急性喉炎在婴幼儿中非常常见，虽然多数都不是很严重，但严重时孩子会出现的哮吼样咳嗽和呼吸困难，属于急症，常会让家长非常担心和害怕。

急性喉炎虽然是上呼吸道炎症，但属于急症，一旦家长怀疑孩子可能得了喉炎，要尽快就医。

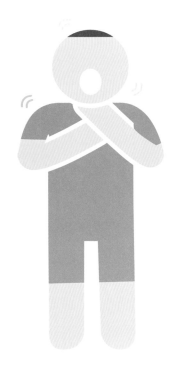

急性喉炎和普通感冒有什么不一样

　　病毒感染：这是最常见的病因，病毒感染喉头和气管后，起初只表现为感冒的症状，逐渐出现典型的犬吠样咳嗽，孩子的声音嘶哑，呼吸不畅，每次吸气时发出高调的哨鸣音，多数病毒性喉炎伴有低热，但也有高热至40℃的情况。

　　喉头痉挛：由过敏或胃食管反流引起的喉头和气管水肿，经常在半夜突然出现呼吸困难，让家长非常紧张。妈妈经常这样描述孩子的病情：晚上睡觉前还好好的，突然几个小时后被憋醒，出现声音嘶哑、犬吠样咳嗽和明显的吸气时喘憋，这种喉炎多数不伴有发热，常反复发作，抗过敏药物和抗反流药物可以减轻喉炎的发作。

急性喉炎的危险在于闭塞气管

　　小儿急性喉炎多发于6个月至3岁的婴幼儿，是由上述原因导致喉头水肿引起的一种急症。原本喉部就是呼吸道最狭窄的地方，相对成人来说，婴幼儿的喉腔就更窄了。引起喉炎最常见的原因是感染，由于喉头和气管水肿，导致声带下方狭窄。这时患儿就像被人用手掐着脖子一样，出现吸气性呼吸困难。

　　喉炎最危险的情况是气管严重水肿以至于闭塞，孩子出现窒息缺氧，必须马上去看急诊！但这种极危险的情况不会经常发生，所以家长也不用过度紧张。

让孩子安静下来会更舒服

父母尽量让孩子保持镇静，因为只有安静状态下才能让孩子呼吸通畅。可以抱着孩子轻轻地拍背，说一些安抚的话，唱歌、讲故事等。孩子哭闹和活动时会出现明显的吸气喘憋和吸气困难，但如果孩子在静止状态时也喘憋，说明病情更严重，需要尽快就医。如果孩子发热超过38℃，要给予退热药，如泰诺林或美林，并多喂水预防脱水。没有确切的依据证实喉炎发作时把孩子放到有水蒸气的浴室里一定有效。

以下情况立即就医

- 每次呼吸都有非常响(越来越响)的吸气时的高调哨鸣音。
- 说话时发不出声音。
- 非常费力或用力地在呼吸。
- 嘴唇或指甲发紫。
- 休息时仍可以听到或看到吸气时喘憋。
- 流口水或咽下唾液时非常困难。
- 孩子呼吸费力时，不吃不喝，甚至没有力气咳嗽，这是非常危险的信号。

短期的激素治疗对宝宝无害

对于病毒性急性喉炎，主要是给予减轻喉头水肿的药物，临床常用到激素类药物，可以根据病情选择吸入、口服或注射激素治疗。每次在用到激素治疗喉炎时，家长都会很担心激素的副作用，其实不必紧张，短期应用激素不会对孩子的身体产生太大伤害，而且治疗喉炎确实必须要用，否则孩子生命就会有危险。

发现铁锈色痰、血红色痰，立即就医

出现铁锈色痰可能是大叶性肺炎，一般还伴有胸痛，也可能是肺含铁血黄素沉着症。上述病症孩子会反复咳出铁锈色痰，如果不加以科学治疗，会引起贫血和肺纤维化。孩子出现类似症状，家长不要掉以轻心，一定要第一时间到医院检查，给予及时的治疗。

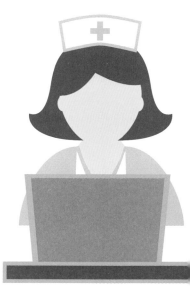

一到换季就咳嗽，打好哮喘"攻坚战"

哮喘和支气管哮喘通常是由于呼吸道的肌肉紧张引起的，病毒感染、过敏、冷空气等因素都容易造成哮喘发作，而确定引起孩子哮喘的原因是非常重要的。找准原因、避免触发、合理控制能够让孩子健康地生活、快乐地运动。

TIPS

哮喘是呼吸道的慢性炎症性疾病，偶尔一次的急性喘息发作不必担心是哮喘；有过敏和哮喘家族史的孩子更容易得哮喘。

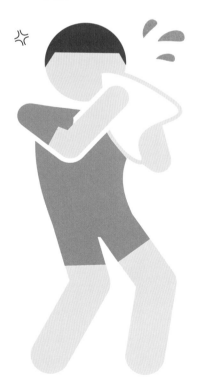

喘息反复发作，警惕哮喘可能

有位妈妈带着孩子来看病，病历本厚厚一沓，我一页页地翻看，全是孩子过去半年的病情。每次的症状几乎都是：咳嗽，伴有喘息……半年就有8次同样的病症，医生给予的治疗建议大多是常规的止咳化痰口服药和雾化治疗。这位妈妈说孩子是过敏性体质，有几次喘息发作在运动后，每次喘息用支气管扩张剂雾化治疗能得到有效缓解，虽然孩子现在只有喘息的症状，但结合病史，不难做出哮喘的诊断。

喘息和哮喘是同一种病吗？

不是所有的喘息发作都叫哮喘：大约30%的儿童在3岁以前会至少出现1次喘息发作，其中50%还会出现反复的喘息发作，但大约2/3喘息发作的儿童到6岁以后会自然终止发作。

不是所有的喘息都会发展为哮喘：有些孩子感冒咳嗽后都会出现喘息，被家长们认为是哮喘发作，但随后就会自愈。如果孩子反反复复喘息，而且家族中有人患过敏或哮喘，每次感冒都会出现剧烈的咳嗽、呕吐、呼吸加快，那么很有可能就患有哮喘。此时最好的办法是带孩子去医院确诊，以便得到正确有效的治疗。

5岁以下儿童的哮喘主要靠临床诊断

- 反复发作的喘息——每年超过3次以上的发作并且至少有1次严重发作（需要看急诊或住院治疗）。
- 吸入激素药物（糖皮质激素）或吸入短效支气管扩张剂，症状明显改善。
- 体格检查（肺功能检测、血液检查、炎症指标检测）都不是必须的。
  5岁以上儿童除了上述临床诊断标准以外，还要进行肺功能检测。

哮喘可防可控不可怕

孩子被确认为哮喘后，就被家长当成"瓷娃娃"守护，对医生的治疗方案也会非常紧张。其实，儿童哮喘的治疗并没有家长想的那么困难。

- 哮喘是慢性炎症，所以需要长期治疗，需要每日药物控制治疗，不只是在出现喘息等症状时才需要药物治疗。

- 儿童哮喘治疗的目的是减少急性发作（即减少看急诊或住院的次数），控制症状（白天症状发作频率小于2次/周，夜间出现症状影响睡眠的次数少于2次/月，孩子可以参加所有的体力活动和运动）。

- 儿童哮喘给药主要通过雾化或吸入两种方式。

- 儿童哮喘的药物需要根据孩子症状的严重程度、发作频率和年龄，个体化给药，并且区分急性发作期和缓解期的药物治疗。

急性发作时的控制治疗，主要采用短效支气管扩张剂（如万托林）快速缓解症状。也可以将一些药物作为运动诱发哮喘的预防用药，即在准备运动前30分钟吸入万托林预防发作。

缓解期每日控制治疗，主要包括每日吸入糖皮质激素（如布地奈德、氟替卡松）和（或）每日口服孟鲁司特（顺尔宁）。吸入激素与口服孟鲁司特的疗效对比，吸入激素效果更好。

哮喘老不好，根源往往在家长

美国一项"父母对儿童每日哮喘药物治疗的具体顾虑"的公众调查显示，38% 的家长表达了担忧。这部分人群中，有49%的人担心药物副作用，48%的人害怕长期使用产生的药物依赖，10%的人"因为它是激素"反对服用哮喘药物。在哮喘的治疗中，激素有那么可怕吗？

家长们大可不必谈激素色变，过分担心激素的副作用。只要听从医嘱，规范合理地使用药物，定时复查，副作用是很小的，而且可以很好地控制哮喘发作。

发作时再用激素已经晚了

小剂量、持续的激素吸入是日常控制哮喘最有效的办法，许多家长因为担心激素的副作用而放弃日常的维持治疗，等到发作时才急急忙忙到医院口服或静脉治疗，这是哮喘疾病控制和管理的一大误区。

● 激素吸入是从口吸入激素，大约有9%进入肺部发挥作用，90%沉积在口腔咽喉，还有大约1%会经肺部的毛细血管吸收进入血液，而且很快就被代谢掉。而静脉用激素是百分之百进入血液，流经全身。

● 激素吸入的量是以微克计算的，与口服或静脉用激素的以毫克计算相比，激素吸入量小，副作用自然也更小。

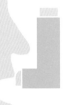

医生的话

妈妈问：
孩子的哮喘症状已略有缓解，可以停止用药吗？

傅医生答：
哮喘是一个慢性的气管炎症反应，用药也要有长期作战的准备，不可半途而废、见效即止。只有长期规范地吸入激素治疗，哮喘才能被有效控制，气管也能免于受损，孩子才能舒适、健康地成长。

哮喘控制不佳需过敏原大排查

事实上，难治性哮喘在学龄前期儿童中发病率很低。哮喘控制效果不佳最常见的原因就是不能每日坚持吸入糖皮质激素，持续暴露在过敏原下，存在过敏性鼻炎等并发症，以及雾化或吸入技术掌握不好等，通过仔细寻找原因可以相应解决大多数儿童哮喘控制不佳的问题。

儿童由急性上呼吸道感染引起喘息最常见，甚至有的孩子每次"感冒"都会伴随着喘息发作，常见过敏性诱发喘息的因素包括以下几个方面。

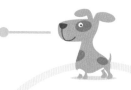

吸入性过敏原：主要是尘螨、花粉、粉尘、烟尘、宠物毛屑等。

食入性过敏原：主要为异源蛋白质，如牛奶、鸡蛋、海鲜等。

空气污染

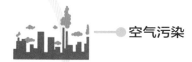

周围有吸烟的人：特别是家人吸烟。

气候变化：天气突然变冷或气压降低。

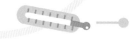

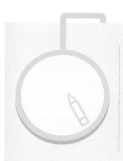

这些诱发因素有时很难避除，从而导致喘息哮喘的反复发作。家长一旦发现孩子接触某种过敏原后诱发哮喘，远离后又恢复如初，就一定要主动回避这种过敏原，这比去医院一遍遍检查过敏原来得实际有效。

咳嗽可能预示的疾病

咳嗽和发热一样，本身不是一种疾病，是儿童呼吸道不适最常见的一种症状。如果孩子感冒了，他的咳嗽声听起来像是有痰，也有可能是干咳；如果是深沉、刺耳的咳嗽声，可能是气管或支气管炎；如果伴有发热、呼吸困难，咳起来类似于小狗叫，则可能是喉炎。

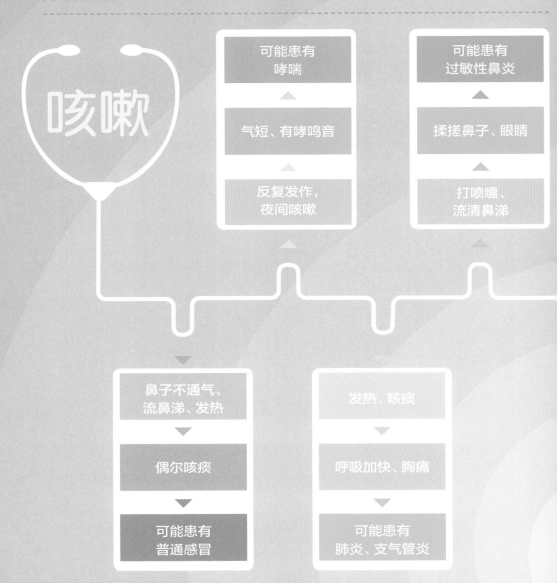

咳嗽

可能患有哮喘
↑
气短、有哮鸣音
↑
反复发作，夜间咳嗽

可能患有过敏性鼻炎
↑
揉搓鼻子、眼睛
↑
打喷嚏、流清鼻涕

鼻子不通气、流鼻涕、发热
↓
偶尔咳痰
↓
可能患有普通感冒

发热、咳痰
↓
呼吸加快、胸痛
↓
可能患有肺炎、支气管炎

可能患有
百日咳

▲

呕吐

▲

发热、咳嗽结束时
发出鸡鸣样声音

可能有
气管异物

▲

呼吸困难

▲

曾把小玩具、玩具的配件或
大块的食物放进嘴里

吸气时有越来越
响的高调哨鸣音

▼

呼吸费力、
口唇发紫

▼

可能患有
急性喉炎

高热皮疹、剧烈
咳嗽

▼

最近接触过麻疹
病人

▼

可能患有
麻疹

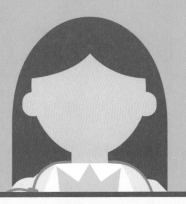

第二讲

呕吐拉肚子，正确护理比去医院更重要

第一讲

第三讲

儿科医生
健康公开课

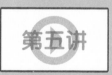
第五讲

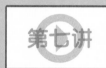
第七讲

第四讲

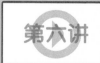
第六讲

拉肚子，止泻药先别急着吃

腹泻是儿童非常常见的疾病，几乎没有孩子从来没得过腹泻，轻度的腹泻无需药物治疗，也不需要马上去医院，在家护理就能解决。腹泻不一定是坏事，腹泻虽然排出了大量水分和未消化吸收的食物，但也把毒素排出来了，单纯止泻，反而会将肠道内的大量细菌、病毒留在体内，试想一下，大量的毒素被重新吸收，不是比腹泻更可怕吗？

美国儿科学会不建议自行使用止泻药，特别是强力止泻药，如止泻宁、易蒙停。家长们也不要拿家里囤积的抗生素随便给孩子服用。

宝宝腹泻的常见原因

- 抗生素治疗引起的菌群紊乱。
- 感冒。
- 食物不耐受。
- 病毒感染（常见的轮状病毒）。
- 细菌感染（常见的大肠杆菌）。

细菌和病毒，谁惹的祸？

造成病毒性腹泻最常见的是轮状病毒感染，多发于秋季，所以又叫秋季腹泻，但各个季节都可发生。而细菌感染最显著的标志是大便中带有血丝，作乱的细菌通常有大肠杆菌、沙门氏菌等。

大多数情况下，孩子的腹泻是由病毒感染引起的，但家中饲养宠物会增加孩子患上细菌性胃肠炎的概率，所以如果家中饲养了宠物，尤其是爬行类宠物，一定要向医生特别说明。

突然发生的腹泻，会随着基础疾病（如感冒）的消失而消失。添加蛋黄、乳类、肉类等辅食，如果添加过多过快，孩子娇嫩的肠胃难以接受，也易导致腹泻。

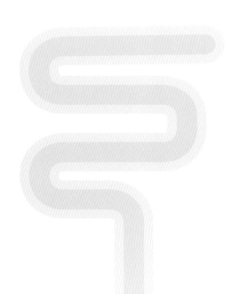

腹泻宝宝很容易脱水

如果宝宝出现腹泻，或者呕吐和腹泻同时出现，家长最应该担心的是他体内的水分情况。

健康宝宝身体里的盐分和水分比例是平衡的，腹泻会破坏这种平衡，使身体内的盐分和水分大量流失，也就是脱水。严重脱水会导致休克，越小的宝宝，体重越轻，越容易有脱水的危险。一天腹泻十几次，如果不及时补液，严重时会危及生命。

一般来说，宝宝脱水分为轻度、中度、重度三个等级，轻中度脱水可以在家护理，并不需要输液。但是如果尝试了所有的办法，还是无法缓解脱水症状，孩子正面临重度脱水的威胁，就应该去医院求助医生，医生会给出合理的补水方案。

TIPS

腹泻时预防或纠正脱水，不是喝大量白开水或果汁，而是补充电解质液体。电解质液体需要合适的浓度和渗透压才能起到很好的效果。

脱水程度判断：

口唇略干燥；小便次数比平时少；哭时眼泪减少；眼眶、囟门不凹陷；皮肤弹性好；精神稍差。	轻度脱水

<5%

口唇干燥；小便次数比平时明显减少；哭时眼泪更少；眼眶、囟门能看到明显凹陷；皮肤弹性变差；精神萎靡或烦躁。	中度脱水

5%~10%

口唇很干；无小便；哭时无眼泪；眼眶、囟门能看到很深的凹陷；皮肤皱褶无弹性；精神萎靡甚至昏迷。	重度脱水

>10%

腹泻首要护理目标——不脱水

妈妈们在第一时间预防宝宝脱水是最明智有效的做法，如果宝宝腹泻了，就要尽可能地让他们喝水；如果宝宝已经有脱水的表现了，就要及时补液，不光是喝水，还要补充电解质。

我曾经接诊过两位腹泻的宝宝，一位是妈妈带来的，感染轮状病毒，在家时妈妈就给孩子喝盐水，还口服在药店买的配好的补液盐，孩子虽然还在腹泻，但精神挺好。另一位是爷爷送来的3岁孩子，送来的时候孩子已经出现了惊厥症状，必须住院治疗。一问才知道老人虽然知道要给孩子"多喝水"，但不知道还要补充电解质，半天之内就给孩子喂了1大壶（超过1000毫升）温开水，结果"补液"造成了低钠血症，进而导致孩子出现了惊厥。

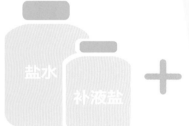

盐水 补液盐

医生的话

妈妈问：

补液不就是补充糖和盐的成分吗？可以让宝宝直接喝果汁代替补液盐吗？

傅医生答：

不可以。很多果汁都含有山梨糖醇，这种糖不能被肠道吸收，而且会像海绵一样把肠道的水分吸入大便中，反而会加重腹泻，用果汁（苹果汁、梨汁、樱桃汁等）补液会使腹泻更严重。此外，也不能给宝宝饮用苏打水或其他含有糖、盐的运动饮料。

口服补液盐是最佳选择

补液是指补充电解质液体，用以补充腹泻时丢失过多的水分和电解质。喝大量白开水只能补充水分，不能同时补充丢失的电解质，但不建议家长在家自行用糖、盐配置补液盐，因为浓度过低或过高的补液盐都会加重腹泻，也不能用功能性运动饮料代替补液盐，购买口服补液盐是最好的选择。

补液盐是非处方类药物，在药店可以买到，按照比例加适量的水就可以调成口服补液盐，方便有效，一般口服12~24小时后腹泻就会逐渐减轻。可以按照推荐量（见下表）给孩子服用补液盐，若孩子没有出现呕吐症状，口服补液盐可以不用限制量，直到孩子恢复正常的尿量后停止补充。如果孩子喜欢补液盐的味道或是没有完全恢复正常的排尿量，都可以一直适量补充，直到腹泻病症消失。

2005年发布的《世界卫生组织腹泻指南》指出：正确的口服补液盐就能够安全和有效地治疗90%以上各种病因和各年龄患儿的急性腹泻。

口服补液盐（电解质溶液）的推荐量

体重 （千克）	每日最少需要 液体量（毫升）	轻度腹泻时电解质溶液的 需要量（毫升／24 小时）
2.5~3	300	480
5	450	690
10	750	1 200
12	840	1 320
15	960	1 530
18	1 140	1 830

注：此表格的推荐量是最少所需量，多数儿童口服量可以超过推荐量。此数据来源于美国儿科学会推荐。

腹泻时的饮食注意事项

继续母乳喂养：完全母乳喂养的婴儿很少发生严重的腹泻，即使出现腹泻，多数也可以继续母乳喂养；增加母乳喂养的次数就可以提供足够的水分，但是否需额外补充电解质液体要咨询医生。

冲奶粉时多1倍的水：配方奶粉喂养的婴儿出现腹泻，冲泡配方奶粉时可以比平时冲泡多增加1倍水量，达到稀释的目的，腹泻好转后可以恢复正常配方奶的比例。

消除肠胃负担：1岁以后的孩子可以暂停奶或奶制品1~2天，少量多次喂易于消化的食物，不加重胃肠道的负担，如大米、土豆、麦片、面包等。

逐渐恢复饮食：腹泻症状开始减轻后，就要逐渐给孩子增加饮食量，争取在几天后就恢复至符合孩子年龄的正常饮食量，少量多餐，即使恢复饮食后大便仍然偏稀也没关系，只要孩子逐渐恢复食欲、活力，尿量正常，没有任何脱水表现就不必过于担心。

腹泻超过2周要就医

腹泻超过2周，就可能存在比较严重的肠道问题了，医生需要寻找病因，确保不会发生营养不良。此外，出现以下情况也需及时就医。

- 腹泻引起严重的脱水。
- 大便中带血或血便。
- 发热超过24~48小时或高热超过39℃。
- 呕吐超过12~24小时，呕吐物中含黄绿色胆汁样物、血样物或咖啡样物。
- 明显腹胀。
- 拒绝吃东西、喝水。
- 严重的腹痛。
- 出现皮疹或黄疸。
- 出现精神上的异常，如嗜睡、精神萎靡不振、过度兴奋等。

家长护理做减法

对于宝宝轻微"拉肚子"这件事，家长们有很多护理经验，但我们仍然要叮嘱家长，不当的"干预"反而会给孩子的健康带来问题，要避免出现以下护理误区：

- 自制口服补液盐，除非有精确的配制说明。
- 担心腹泻加重，过分限制孩子进食。
- 给孩子喂煮沸的牛奶。
- 未经医生建议给孩子吃止泻药物。

预防秋季腹泻，可口服轮状病毒疫苗

导致秋季腹泻的轮状病毒传染性极强，可通过消化道、呼吸道传染，有种防不胜防的感觉。

预防轮状病毒感染最有效的方法是口服轮状病毒疫苗以预防感染，口服轮状病毒疫苗虽然不能百分之百预防感染，但是能减小疾病发生的概率。

目前，我国使用的轮状病毒减毒活疫苗，其保护率在70%以上，对重症腹泻的保护率达90%以上，主要预防A群轮状病毒引起的腹泻。

在携带病毒或细菌时，大人自己常常不会发病，但在给孩子哺乳、喂饭、换尿片时有可能传染给孩子，所以不管大人有没有生病，在刷奶瓶、冲奶粉、喂饭、换尿片等接触孩子的操作前一定要洗干净双手。

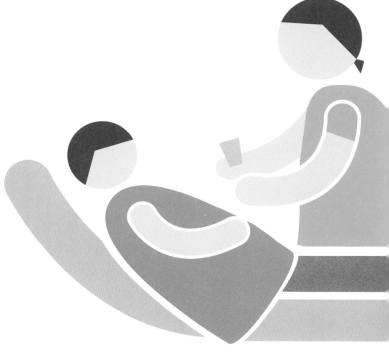

绝大多数的呕吐不需要治疗

典型的病毒性胃肠炎引起的呕吐，一般不会超过24小时，因为病毒在24小时之内就从胃肠道排出去了。家长要记住，呕吐是身体排出病原体的保护性措施，一般不需要药物止吐。

食物过敏引起的呕吐常发生在进食后20分钟~2小时，可伴有口周肿胀、腹痛等，常引起儿童过敏的食物有：牛奶、鸡蛋、花生、黄豆、带壳的海鲜等。

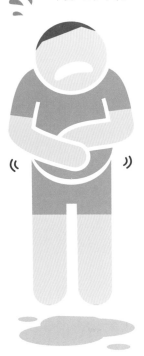

呕吐也是身体的自我保护

菲菲6个多月了，已经开始吃一些辅食了，可是每次喂完蛋黄后，菲菲都会剧烈呕吐，一连呕吐五六次，可把妈妈吓坏了，但呕吐完了，一切又恢复正常，也能正常喝奶吃辅食。

这可能是食物过敏引起的呕吐反应，婴幼儿阶段的宝宝会出现吐奶的状况，这是正常的生理现象，等宝宝长大些，这些小麻烦自然就能解决了，而且不会影响体重增长。

上吐下泻，轮状病毒又"惹祸"

感染是引起儿童呕吐常见的原因，而又以病毒感染多见；除了呕吐常伴有发热、腹泻、恶心和腹痛等症状。轮状病毒感染是引起婴幼儿呕吐常见的原因，且有传染性，可能传染给其他小朋友。

出现以下症状也要及时带孩子去医院

- 连喝水都吐，而且越来越严重。
- 严重剧烈的腹痛。
- 腹胀明显。
- 嗜睡或过度兴奋。
- 抽搐发作。
- 出现脱水症状，又不能喝足够的水补充。
- 持续呕吐超过24小时，孩子的状态无好转。
- 呕吐物中有血样物（红色鲜血或咖啡样物）、呕吐物中有胆汁样物（黄绿色液体）。

喷射性呕吐：快带我去医院！

　　反复喷射性呕吐，呕吐物像高压水枪一样喷出来，而且射程较远，此时孩子除表现呕吐外还伴有一些高热、头痛、精神差等症状，家长们要提高警惕，这可能是出现了颅内疾病，如脑炎、脑膜炎，或颅内占位性病变，如肿瘤或囊肿，这都是比较严重的疾病，一定要及时就医。

　　2周~4个月的宝宝如果出现反复的喷射性的呕吐，且发生在每次喂奶后15~30分钟之内，严重影响体重增长，应考虑先天性肥厚性幽门狭窄的可能，要立即咨询医生，确诊后需及时手术治疗。

呕吐最大的危害也是脱水

　　对于呕吐的孩子，减少一两餐饮食不会对身体有多大的影响，呕吐最大的危害是脱水。若同时还伴有发热或腹泻，发生脱水的可能性更大，而且年龄越小，越容易引起脱水。严重或长时间的呕吐，还会引起孩子体内钠、钾和氯的丢失，引起体内酸碱平衡的失调，以及神经调节的异常。所以家长们要注意：

　　● 要保证孩子每天正常的水分摄入，而且还要补充额外丢失的水分和预防脱水。

　　● 补水不宜过量，如果孩子进食、喝水太频繁，呕吐就有可能持续难以缓解，所以不要在孩子呕吐后马上喂水，需要间隔10~20分钟再喂，也不要一次喂得太多。

　　呕吐时同样建议慢慢地补充口服补液盐，建议口服方法：每次1毫升/千克，如体重10千克，每次喂10毫升；间隔5分钟再喂，1次最多喂30毫升；如果30分钟后没吐，可以将每次量增加1倍，在4~5小时内补充50毫升/千克左右即可。呕吐1次要多补充2毫升/千克，每次腹泻要多补充5~10毫升/千克。

TIPS

一些胃肠道外的疾病也可以引起呕吐，如呼吸系统疾病，特别是孩子咳嗽剧烈时常伴有呕吐。如中耳炎、脑膜炎、阑尾炎等疾病引起的呕吐常常比较严重，需立即就医治疗。

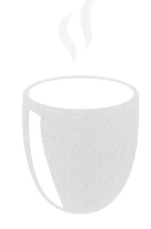

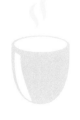

和孩子的便便"打交道"

从孩子出生那一刻起，父母几乎每天都在和孩子的便便打交道，日积月累，辛苦带孩子的家长慢慢都能够摸索出孩子的大便规律。宝宝的便便是肠道发送的健康密码，家长熟悉孩子正常的排便模式、典型的大便性状和软硬程度，也是家庭育儿的重点。

肠道是人体最大的免疫器官，肠道健康，排便规律，身体就会健康。

大便性状能预示健康状态

大便有臭味是正常的，如果出现了异常的酸臭味、腥臭味或者大便中夹杂鼻涕一样的黏液、脓、血丝、血块，则和消化系统疾病有关，如肠道病毒、细菌、真菌感染等。

婴儿的液体状大便： 健康

大便偏软而成形，不干不硬： 健康

大便过干： 容易导致便秘

过稀： 腹泻等疾病

蛋花汤样大便： 病毒性肠炎

大便有黏液或脓血： 细菌性肠炎

豆腐渣样大便： 真菌性肠炎

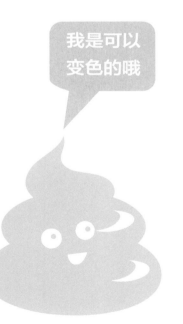

我是可以变色的哦

"奥利奥"、火龙果都能让便便变颜色

一般正常的大便是黄色软便，也有少部分宝宝的大便是绿色的，可能是过多地进食了绿色蔬菜。如果出现黑色大便，家长们也不要紧张，回顾一下最近是不是给宝宝吃了血制品（鸭血、鸡血、猪血）、桑葚，或者"奥利奥"。

吃了一些红色的果汁和水果，比如西瓜、红心火龙果也会改变孩子的便便颜色。此外，服用头孢类抗生素，也可能让孩子拉出红色、紫色或青色的便便，那基本上是食物本来的颜色，妈妈不用太担心。但是如果出现白色的大便，那就要注意了，完全白色的便便可能是孩子的肝、胆出现了问题。

便秘喜欢"偏食"宝宝

便秘和饮食关系密切,一般便秘的宝宝常常有偏食的问题,不爱吃蔬菜、水果。妈妈可以让宝宝多吃膳食纤维含量高的果蔬,如西蓝花、豆类、白菜、杏、苹果、李子等,平时多喝水。

有的宝宝对果蔬比较抗拒,怎么哄都不吃,家长们可以用一些"小心机",将蔬菜切细碎,掺到主食里,做成蔬菜饺子、菜包子、菜馄饨或者菜粥之类,让宝宝轻轻松松进食蔬菜。

怎么知道我的宝宝便秘了?

说到便秘,大家都知道大便少、干硬,但少到什么程度才算是便秘呢?许多家长并不清楚,通常临床上将宝宝排便次数减少,同时排便费力、疼痛,伴随排出的粪便干、硬、粗,这样的情况诊断为便秘。

轻度便秘:大便头部稍干,后部是软的,便出通常不困难。

重度便秘:大便特别干燥,像羊粪球一样,一颗一颗的,甚至会出现肛裂、出血。宝宝因为惧怕疼痛,往往不敢排便,致使恶性循环,便秘加重。

拉便便,不看次数看症状

一周大的宝宝,每天会大便4次以上,通常为软便或液体状;3个月大的宝宝,每天排便2次以上,有的可能一周排便1次;2岁以上的宝宝,大多数每天排便1次,为成形的软便。

宝宝的排便习惯和宝宝的性格一样,会因人而异,存在个体差异。有的宝宝会在每餐后大便,有的则是隔一天排便1次,有的甚至几天、一周才排1次大便。每个宝宝的饮食、身体状况不同,每日排便次数也会不同,只要宝宝排便时不痛苦,大便性状正常,宝宝生长发育正常,家长就不用过分担心。

吃得多拉得多长得慢，小心乳糜泻

提到乳糜泻，很多家长都会感到陌生，因为它在欧美国家发病率较高，国内比较少见。但近几年随着中国居民膳食结构的改变，家庭中摄入的含麸质食物也相应增加，这有可能导致患乳糜泻的宝宝增多。如果家里的宝宝长期腹泻，生长发育迟缓，即吃得多、拉得多，但长得慢。这时，父母就要怀疑孩子有患乳糜泻的可能。

TIPS

一旦确诊为乳糜泻，家长记得把宝宝的特殊情况告诉老师，当宝宝去朋友家吃饭或参加聚会时，也要告知小朋友的家长。

乳糜泻不是纯过敏

研究人员最初注意到乳糜泻患儿的症状与进食面粉制品有关，停止吃面食，症状缓解，因而提出麦胶蛋白可能是致病因素。进一步研究发现，乳糜泻不是纯过敏，它和代谢相关，含麦胶蛋白的食物（如大麦、小麦、黑麦、荞麦）进入肠道，刺激了人体的免疫系统，引起的肠道黏膜损伤炎症，从而导致慢性腹泻。

乳糜泻会导致儿童严重的发育问题，比如身材矮小和由性腺功能低下导致的青春期延迟。本病与遗传因素有关，常有家族史，而且发病率在全球范围内有上升的趋势。如果出现疑似症状，家长应该带孩子去医院，通过血液检验检查特异性抗体，包括（抗麦胶蛋白抗体、抗组织转谷氨酰胺酶抗体、抗肌内膜抗体）。

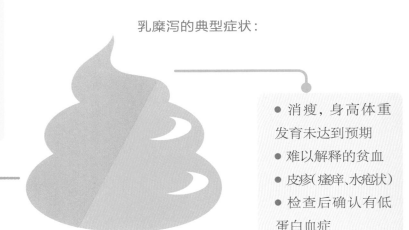

乳糜泻的典型症状：

- 慢性腹泻
- 脂肪泻（白色、恶臭、油状粪便，在马桶中难冲走）
- 胃胀气

- 消瘦，身高体重发育未达到预期
- 难以解释的贫血
- 皮疹（瘙痒、水疱状）
- 检查后确认有低蛋白血症

哪些孩子患乳糜泻的风险较高

- 一级亲属患有乳糜泻症状
- 唐氏综合征患儿
- 1型糖尿病患儿
- 免疫性甲状腺炎患儿
- 选择性IgA 缺陷患儿
- Turner综合征患儿

典型的小麦过敏和乳糜泻的区别

典型的小麦引起的食物过敏反应是速发的，对小麦蛋白质的过敏反应。除了引起胃肠道的症状，食用小麦制品引起的过敏还会引起荨麻疹或喘息等相关症状。而孩子患有乳糜泻则会出现腹痛、腹泻，易激惹，体重增长不良和生长发育迟缓等情况。

是否要延迟添加含小麦粉食物以预防乳糜泻？

没有证据显示延迟添加或限制含麦麸的食物能够预防食物过敏或乳糜泻的发生。婴儿谷物类食物可以按照常规辅食添加方案，在宝宝4~6月龄逐渐添加即可。

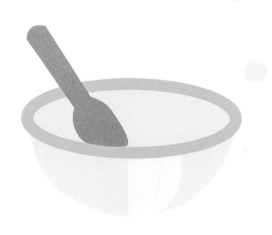

大哭大闹肚子疼，肠套叠马上去医院

肠套叠是急症，主要发生在8~14个月的宝宝身上，大部分发生肠套叠的宝宝不满24个月。但是各个年龄段的孩子都有可能发生肠套叠，所以即使你的孩子不在这个年龄段，也不能完全排除发生肠套叠的可能。

临床上，并非所有的肠套叠都有典型的症状，如果宝宝突然出现面色苍白、嗜睡、拒食等情况，也要想到发生肠套叠的可能。

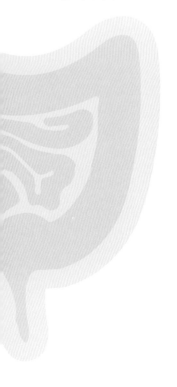

肠套叠的典型症状

剧烈哭闹：宝宝前一秒还在玩耍，下一秒就突然倒地哭闹，这是因为剧烈的腹痛引起的，呈阵发性，这种阵发性哭闹与肠蠕动间期相一致，由于肠蠕动将套入肠段向前推进，肠系膜被牵拉，肠套叠鞘部产生强烈收缩而引起的剧烈疼痛，当蠕动波过后，孩子立即转为安静。

蜷缩身体：因腹痛导致的保护性体位，孩子会双腿蜷在腹部以减轻疼痛。

呕吐：典型的胆汁性呕吐，呕吐物呈深绿色，而不是黄色。

出现"果酱便"：肠套叠另一个特异性的症状，为大便中带血，像鲜红的果酱一样。

肠套叠很有迷惑性

肠套叠的典型症状并不难判断，但它还存在一些很有迷惑性的隐蔽症结。

肚子上有包块：孩子常因腹痛拒绝家长触摸其腹部，被医生触摸肚子时，会发现有长条状的包块，如果孩子实在哭闹得厉害不愿意配合，只能求助于腹部B超。

面容痛苦：有的孩子可能没有非常剧烈的腹痛，但脸色发白，面容痛苦，细心的家长发现后应及时将患儿送至医院。

大便带血：没有典型的"果酱便"，只是大便带一点点血，伴有呕吐，不仔细检查很难发现。

摔倒后呕吐：孩子玩闹摔倒后出现了呕吐，很多人会误认为是脑震荡，肚子也没什么异常，但是做完腹部B超后，才发现是肠套叠。

不要犹豫，马上去医院

如果怀疑孩子发生肠套叠，不要犹豫，马上送孩子去医院，这是急症，越早诊断越好治疗，拖的时间越长越危险。

腹部B超检查可以帮助诊断肠套叠，确诊后的肠套叠治疗并不难，放射线下空气或钡灌肠不仅可以用于诊断肠套叠，也能及时治疗解除梗阻的肠管（往肛门里打气或打水，利用气体和水的压力将卡住的肠子冲出来），若治疗及时，90%的肠套叠可以通过这种方式治好。

不要把肠套叠当成肠绞痛

肠绞痛也会导致剧烈的腹痛，孩子哭闹不休，双腿蜷起，频繁放屁，全身"易惊"，这些和肠套叠的症状相似，那么该如何区分两者？

肠绞痛和肠套叠最大的区别是孩子是否抗拒触摸腹部，按摩腹部是否可以缓解哭闹。肠绞痛是因为肠内气体多导致的胀气、肠痉挛，顺时针按摩腹部可以缓解疼痛，孩子不会抗拒，渐渐地就不哭闹了。肠套叠为肠道套叠在一起，局部有缺血，时间长了，还会坏死、穿孔，导致腹膜炎，属于急腹症，家长强行按摩反而会加重疼痛。孩子蜷缩双腿，拒绝按揉腹部，之后出现便血等情况时，应及时到医院就诊。

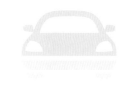

医生的话

妈妈问：
孩子得过肠套叠，以后是不是还会发生？

傅医生答：
有可能。特别是肠道内"长东西"的继发性肠套叠，如黑斑息肉综合征，肠道内长满息肉，会反复发生肠套叠。原发性肠套叠的病因现在还不是很清楚，找不到明显的病因，比较明确的一点是一些肠道病毒可以诱发肠套叠，所以尽量注意孩子的肠道健康，避免腹泻。平时要注意科学喂养，不要过饥过饱，添加辅助食品要循序渐进，不要操之过急。

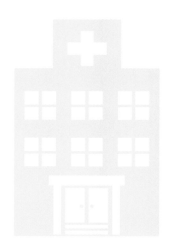

腹痛可能预示的疾病

　　腹痛是婴幼儿的常见症状，此时婴幼儿会哭闹不休，如果家长稍微了解一些疾病的发生、发展、症状等相关知识，就能初步判断婴幼儿腹痛的原因，不至于束手无策。

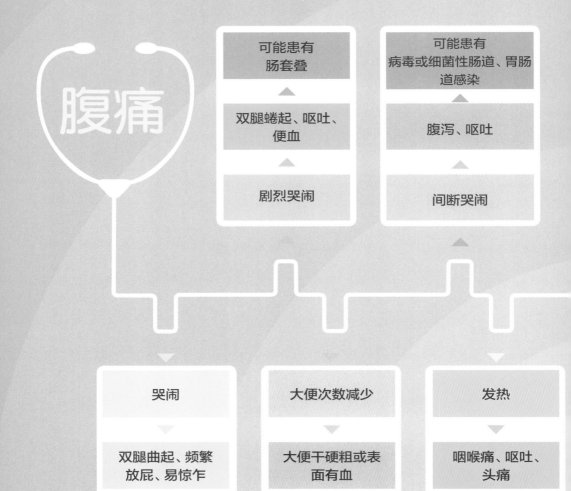

可能患有
铅中毒

▲

便秘、没精打采

▲

经常哭闹、
啃咬玩具

可能患有
乳糖不耐受

▲

腹胀、腹泻

▲

进食牛奶和奶制品

可能患有
尿道感染

▲

排尿时疼痛、尿频、
尿床

▲

女孩

进食牛奶和
奶制品

▼

呕吐、腹泻、湿疹、
水肿

▼

可能患有
牛奶过敏

腹痛持续3小时
以上

▼

呕吐、发热、腹胀、
食欲减退

▼

可能患有
阑尾炎

腹痛反复发作

▼

比平时更安静或
更吵闹

▼

可能由
情绪因素导致

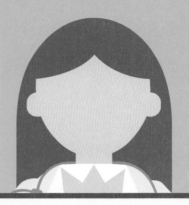

儿科医生
健康公开课

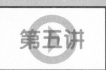
第五讲

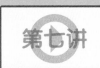
第七讲

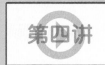
第四讲

第六讲

喷嚏连连，不是普通感冒而是过敏性鼻炎

欢欢6岁，入秋后，每天早上起床都会打好多个喷嚏，还是连着打，打完喷嚏，流清水鼻涕。刚开始以为只是受凉感冒，后来发现欢欢除了起床后，进出空调房时会打喷嚏，其他时间都不打喷嚏。欢欢妈妈带她到门诊，我注意到孩子说话有比较重的鼻音，还会经常揉小鼻子，查体发现了已经肥厚的下鼻甲，不难判断是得了过敏性鼻炎。

过敏性鼻炎和感冒怎么区别？

打喷嚏：大多在清晨起床后打喷嚏，可连续数声甚至数十声。

过敏性鼻炎包括季节性过敏性鼻炎（也叫花粉热）和常年存在的过敏性鼻炎，表现为打喷嚏、流清水鼻涕、揉搓鼻子、鼻塞、流眼泪、因为痒抠鼻子抠耳朵、眼睛下方出现明显的黑眼圈等。

由于感冒引起的打喷嚏、流鼻涕和鼻塞等症状，会连续几天，治疗后症状会有所缓解。过敏性鼻炎的打喷嚏却是一阵一阵的，有的时候一天连着打数次喷嚏。

过敏性鼻炎的喷嚏是一连串的，打完后鼻子就会流出很多水样的鼻涕，而感冒时打喷嚏后鼻涕较少，而且鼻子也不会发痒。具体症状可见左图。

感冒常常伴随着咳嗽、体温升高、浑身没劲等症状，而过敏性鼻炎则是鼻痒，还有常见的上颌痒症状。

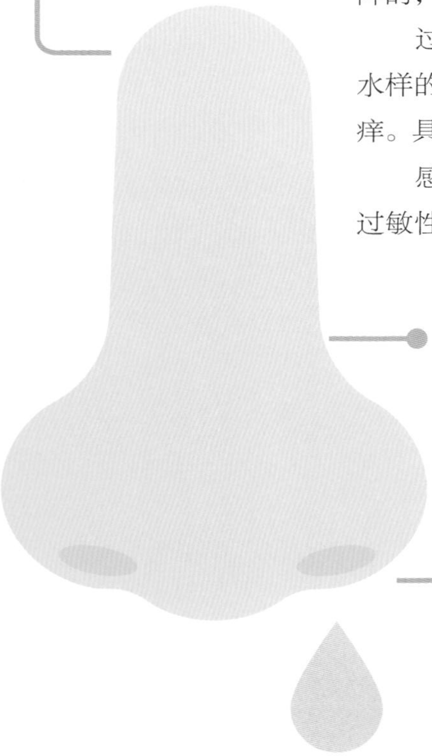

过敏性鼻炎的常见症状：

搓鼻子：用手掌自下而上搓鼻子，这个动作医学上叫"过敏性敬礼"。主要是因为鼻痒不舒服，不少孩子还会因鼻痒常做出歪口、耸鼻等动作。

流鼻涕：多为清水鼻涕，如继发感染，鼻分泌物可为黏性或脓性分泌物。

鼻塞：常随体位改变而改变，孩子常不得不张口呼吸，或睡觉时打呼噜，难以入睡。

黑眼圈：这不是真的黑眼圈，而是因眼睑肿胀出现的下眼睑暗影。

父母过敏，孩子更容易得过敏性鼻炎

　　过敏性鼻炎是一种病因复杂的疾病，和基因、环境都有关系。如果孩子父母一方或双方有过敏性鼻炎，或孩子本人有过敏史，如荨麻疹、湿疹、食物过敏史，孩子患过敏性鼻炎的风险就会增加。

　　如果孩子的父母都是过敏体质，那么孩子极有可能也是过敏体质，这是由遗传因素决定的。当易感的孩子受到过敏原刺激时，就可能诱发过敏性鼻炎等过敏性疾病。

早春和秋季是高发期

　　吸入性过敏原是导致过敏性鼻炎最主要的因素。季节性过敏性鼻炎，早春和秋季是高发季节，干草、花粉、动物毛屑和空气中的霉菌是主要过敏原。常年存在的过敏性鼻炎，则由一直存在的过敏原刺激引起，最常见的是室内的尘螨、霉菌、甲醛等。

　　食物性过敏原，比如牛奶及奶制品、蛋类、海鲜类等食物都可能引起过敏，但对过敏性鼻炎来说，这种情况相对会少见。

过敏性鼻炎的过敏原常存在于空气中，非常难避免。只有减少过敏原的吸入，才能使症状减轻，因此在过敏性鼻炎的高发季节，外出尽量带口罩，在室内尽量关紧门窗，打开空气净化器。

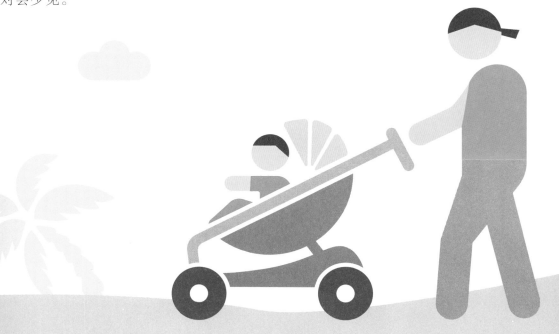

过敏性鼻炎预防是关键

对付过敏性鼻炎，防大于治。找到过敏原，让孩子尽量回避、不接触才是根本方法。但真正完全回避过敏原是非常困难的。通过坚持用等渗盐水（或生理盐水）洗鼻子可以比较有效地预防鼻炎。

是不是应该及早带孩子做过敏原检测？一般情况下，不建议家长带孩子做过敏原检测，对于症状严重、持续反复发作的鼻炎，可以在医生的建议下通过检测过敏原制定预防策略。

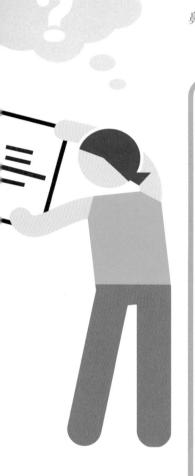

医生的话

妈妈问：

我经常看到各种广告上说有根治过敏性鼻炎的方法，很想带宝宝去试试，可是又有人劝我说过敏性鼻炎是没法治愈的，到底该怎么办呢？

傅医生答：

过敏性鼻炎能否根治，这是患儿家长问得最多，也是最关心的一个问题。答案可能不尽如人意，因为过敏性鼻炎与体质和遗传有关，患过敏性鼻炎的孩子多数父母一方或双方也有过敏性鼻炎，多数孩子还有湿疹史和食物过敏史。所以想要根治比较困难，但能够通过日常的防治缓解症状，减少孩子的痛苦。多数过敏性鼻炎的症状会随着孩子年龄的增长，有一个明显好转的趋势，男孩在7~8岁后症状明显减轻，女孩到青春期以后症状会明显减轻。

远离吸入性过敏原

　　常见的吸入性过敏原有尘螨、花粉、动物毛屑、霉菌、香水、烟草、甲醛等，想要完全避开这些过敏原是不现实的，但可以尽可能地回避。家长要跟孩子沟通好，在日常生活中要坚持做到：不在草丛中、树底下玩耍，不闻花，回到家后及时脱掉户外活动时穿的衣服，最好马上洗脸或冲澡，减少从室外带来的过敏原。

　　如果孩子每次经过公园植物廊或路边花坛都会出现鼻塞、打喷嚏、流涕等症状，那么一定要尽量回避该地段，家中也不要养花花草草，必要时需搬离花草繁盛的地方。孩子接触某种花草后出现过敏症状，一定要远离该种植物。

花粉

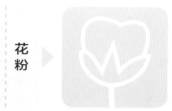

　　尘螨是最常见的一种过敏原，引起过敏的主要是户尘螨和粉尘螨。尘螨可生活在枕头、被褥、毛绒玩具中，他们的代谢物会在细菌与真菌作用下分解为微小颗粒，能在空中漂浮，易被孩子吸入，引起过敏。

　　● 给孩子使用纯棉的床上用品，推荐防尘螨专用品，勤换床垫和枕头，枕头使用半年至两年要更换；最好每周清洗1次床上用品，用55℃以上的热水浸泡，阳光下曝晒2小时。不使用地毯、毛毯、毛绒被、毛绒玩具等容易滋生螨虫的用品。

　　● 保持房间通风、干燥，尘螨喜欢潮湿的环境，干燥通风的环境可以预防尘螨滋生。

尘螨

　　如果家中有人抽烟后，或进入有烟雾的室内和处在有烟雾的环境中，孩子出现打喷嚏、咳嗽等过敏症状，那么需要家人戒烟，而且尽量避免带孩子去有二手烟污染的公共场所。

烟雾

动物毛屑　如果孩子接触了家中宠物毛屑后出现过敏症状，那家中应该避免养宠物。同时也要避免使用动物的毛丝制品，如羽绒被、羽绒枕、蚕丝被等。

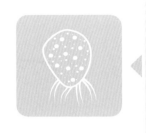

霉菌　霉菌在屋内潮湿（湿度大于75%时）的环境中极易生长，常见于衣柜、储藏室、浴室、水池、冰箱的死角，对有明确霉菌过敏病史的孩子来说，尽量避免接触、吸入霉菌。

● 用含氯的漂白剂定期清洁浴室、橱柜等地方，要保持屋内干燥，除湿器可以控制屋内的空气相对湿度。

● 温暖湿润的南方"回南天"，房间潮湿，物品容易霉变，应定期检查及时清理掉霉变物品。清理房间的死角，更要定期检查孩子的卧室、衣柜。

● 用带空气过滤器的空调调节房间内的温度和湿度。在这种季节尽量让孩子减少室外活动，必要时戴口罩。

过敏性鼻炎的药物治疗

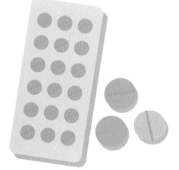

诱发过敏性鼻炎的常见原因就是接触过敏原或暴露在有过敏原的环境中，因此回避过敏原来防止过敏性鼻炎发作，是防治病情的关键步骤。

● 抗组胺药物（如氯雷他定、西替利嗪）可以控制流鼻涕、打喷嚏和鼻痒等症状。

● 鼻喷药物（如达芬霖可以缓解鼻塞，内舒拿可以缓解过敏症状）可在鼻炎严重时配合使用。

以上药物是否需要在整个过敏季节使用或提前应用预防季节性过敏性鼻炎发作，以及具体的剂量和用药时间，需要根据孩子的具体情况，提前咨询医生。

不影响智力却会影响情绪

"宝宝过敏性鼻炎反复发作，人家都说会影响智力，是这样吗？"很多过敏性鼻炎的患儿妈妈问我这个问题。过敏性鼻炎反复发作，确实比较遭罪，还会影响正常的休息睡眠和学习。鼻塞、打鼾、打喷嚏可能会造成焦虑、紧张的情绪，孩子的脾气会越来越急，有时还伴有头晕、头痛、记忆力下降，影响学习。但归根结底，过敏性鼻炎本身是不会影响孩子的智力发育的，但是为了舒缓孩子的情绪，让他能更轻松地生活、学习，一定要及时控制和治疗过敏性鼻炎。

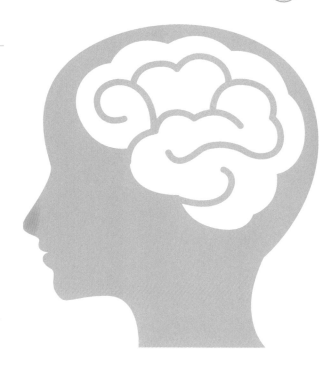

流鼻涕还头疼，可能是鼻窦炎

鼻窦炎就是发生在鼻道和鼻窦的炎症，病毒性鼻窦炎常和病毒感冒相伴出现，而过敏性鼻窦炎常和过敏性鼻炎相伴出现，但细菌性鼻窦炎是继发于病毒或过敏合并的细菌感染。

孩子如果患了细菌性鼻窦炎，类似感冒的症状会持续10天以上不见好转，而过敏性鼻炎，只要正确服用抗组胺药物、远离过敏原，症状就会明显好转。鼻窦炎时常伴有严重的头痛，特别在弯腰时会加重；眼睛周围有明显肿胀的黑眼圈，特别在早晨明显；有明显的口臭。以上这些症状普通感冒和过敏性鼻炎都没有。

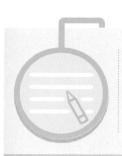

细菌性鼻窦炎需要抗生素治疗，首选阿莫西林。影像学检查如鼻窦X线或鼻窦CT不是必需的检查项目。

食物过敏，会不会耽误长个儿？

孩子如果对某些食物过敏，有些症状家长只要稍加留心就能发现：消化道症状是最先出现并且最常见的，吃进致敏食物后，孩子快速出现口唇、上颚水肿、瘙痒，以及腹痛、腹泻、呕吐等症状，很多时候还可能表现为慢性症状，比如出现稀水便、排便次数增多、便秘等，如果不加以防治，长期发展下去确实会导致孩子营养不良，发育迟缓。

事实上，食物过敏发生后能被最早发现的信号是婴儿肛门呈"硬币"样的红肿，或反复发生的严重的尿布疹，妈妈一定要细心观察。

寻找食物过敏信号

食物过敏，身体有3个地方的信号最为明显——消化道、皮肤、呼吸道。

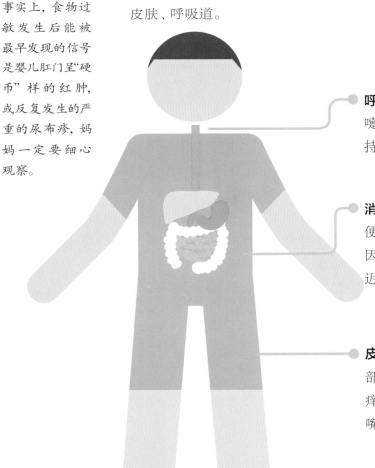

呼吸道： 流鼻涕、打喷嚏、流眼泪、鼻塞、气喘、持续咳嗽。

消化道： 腹泻、胀气、便秘。呕吐、唾液增多因此引起的生长发育迟缓。

皮肤： 发红、荨麻疹、脸部皮疹、干燥、鳞状、发痒、黑眼圈、眼皮肿胀、嘴唇肿胀。

科学回避致敏食物，不影响孩子发育

发现孩子对某种食物过敏后，比较直接的办法就是回避该种致敏食物，不进食不接触（《尼尔森儿科学》"适当地识别和食物的排除是治疗食物过敏唯一有效的方法"）。比如说孩子对牛奶蛋白过敏，如果是母乳喂养的婴幼儿，母亲要回避牛奶或牛奶制品；配方奶喂养的婴幼儿要更换成氨基酸配方奶粉或深度水解配方奶粉；大孩子要直接回避牛奶或奶制品至少3~6个月。

在添加辅食的过程中，有的孩子早期可能会对某些食物过敏，一旦确认，也要停止添加3个月，3个月后再少量逐步添加。

门诊上有不少家长会问："医生，过敏的东西宝宝不能吃，时间长了会不会营养跟不上导致不长个啊？"一般来说，不会发生这样的情况。

首先，孩子如果过敏的食物种类不太多，只是对一种或几种食物过敏，我们还可以有很多营养相同的食物替代，比如对鸡蛋过敏，完全可以不吃鸡蛋，肉类可以替代鸡蛋的营养；如果引起孩子过敏的食材比较多，或者需要明确回避某种（对孩子生长发育）重要的食物，就要合理补充营养素，避免出现营养不良的情况。

当然，是否要让孩子采取食物回避，必须先咨询医生，在医生的指导下监测孩子的生长发育情况及营养状态。自行验证有风险，不要轻易尝试。

如果因为担心孩子过敏，就自行回避很多食物，缺少了多种营养物质摄入，不仅会造成孩子营养不良，可能还会带给孩子比过敏更严重的危害！

TIPS

食物过敏是过敏症的最早表现，因此对食物过敏的营养干预越早越好，除了可以保证宝宝健康地生长发育，还可以预防今后严重过敏症的发生。

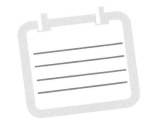

正确添加辅食，重点预防蛋类过敏

宝宝4~6个月可以考虑开始添加辅食，这个阶段往往是食物过敏的高发期，容易引起过敏的食物种类很多，鸡蛋、鱼、虾、坚果、豆制品等。这其中，蛋类过敏的比例居高不下。如果父母有过敏史或者是非纯母乳喂养的宝宝，这一阶段要重点防范孩子蛋类过敏。

蛋白是主要过敏原

鸡蛋中易引起过敏的特异性蛋白质：

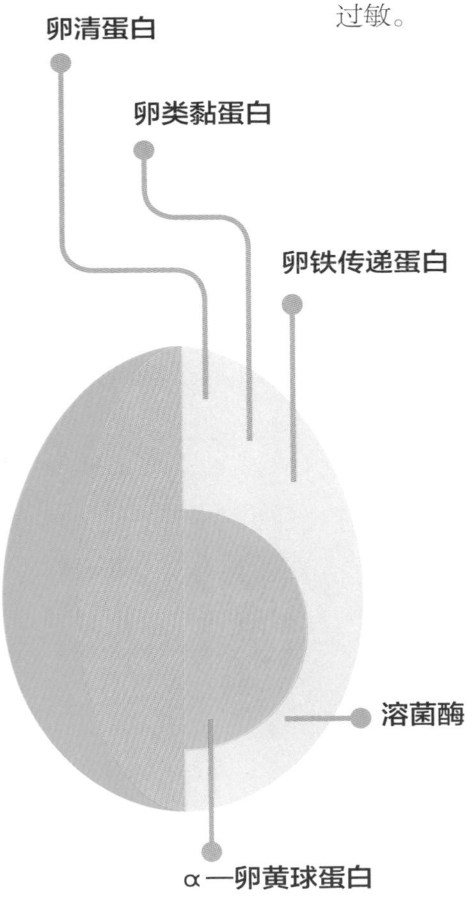

蛋黄跟蛋白所含的蛋白质存在很大差异，蛋白是蛋类主要过敏原的来源，蛋类过敏的儿童主要对蛋白过敏，因为蛋白中存在多种易致敏的蛋白质，每个人都可能对其中不止一种蛋白过敏。

卵清蛋白

卵类黏蛋白

卵铁传递蛋白

溶菌酶

α—卵黄球蛋白

不要着急喂蛋黄

很多家长认为鸡蛋营养丰富，于是就很早地添加鸡蛋，甚至把鸡蛋黄作为第一序列项添加的辅食。这样很容易使孩子发生蛋黄过敏，孩子过敏后可能会出现呕吐、腹泻、便秘等表现。因此，鸡蛋黄最好在宝宝满8个月后再添加，而鸡蛋白要等到宝宝1岁后才能添加，这样会减少宝宝对鸡蛋过敏的情况发生。

如果遇到宝宝吃鸡蛋后出现腹泻、湿疹、呕吐等情况，首先考虑和过敏的相关性，而不是消化不良。

蛋类过敏的情况通常发生在孩子2岁以前，为了防止反复刺激、加重宝宝过敏症状，我们建议添加过程中如果出现蛋黄过敏，要暂时停掉喂食鸡蛋，3~6个月后再考虑重新添加。

辅食添加要一样一样来

每个宝宝的体质不同，会引起过敏的食物也不一样，宝宝在吃之前并不能确定对哪一种食物过敏。所以在添加辅食的时候，一定要一种一种地添加，从少量开始尝试，至少观察3~5天，在此期间不添加新食物。

在这3~5天中，如果宝宝没有异常情况，还可以逐渐加量，持续观察是否会过敏。然后，再逐渐添加另一种新食物。如果一下子添加多种新食物，当发生过敏的时候，就很难判断究竟是哪种食物引起过敏。

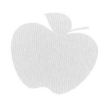

没有绝对的"致敏食材"

门诊时一位妈妈问我："傅医生，我发现孩子吃了苹果后嘴巴周围会起疹子，还会揉鼻子，他是不是对苹果过敏？按理说苹果可是健康的水果呀，不至于让孩子过敏吧？"

我问这位妈妈："孩子是不是吃的生苹果？孩子平时是不是就爱流鼻涕，眼泪汪汪的？你和孩子爸爸也有人是过敏体质？"妈妈惊讶地看着我："傅医生，您都猜对了！"

其实，这并非是猜测，而是过敏性疾病常见的病例。根据妈妈的描述，孩子应是得了口腔黏膜变态反应综合征——在进食某些生水果和蔬菜时，如苹果、樱桃、猕猴桃、香蕉、芹菜、西红柿等时，会出现皮疹、痒、肿和打喷嚏等明显的过敏反应。绝大多口腔黏膜变态反应综合征的患儿对桦树、草、花粉过敏，也就是说他们常伴有过敏性鼻炎。若把这些水果或蔬菜煮熟或烤熟后再让孩子食用就不会出现过敏反应。经过高温加工后，水果和蔬菜中引起过敏反应的部分已经被破坏了。

小心! 这些食物容易让宝宝过敏

任何食物都有可能引起过敏反应。最常见的引起过敏的食物主要包括：牛奶蛋白、鸡蛋、小麦、黄豆、花生等坚果、带壳的海鲜；水果和蔬菜也可以引起过敏，但较少见而且症状相对较轻。最不常见的过敏食物包括：米粉、煮熟的水果、蔬菜、肉类。

食物过敏发生后会持续终身吗?

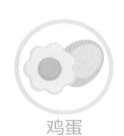

鸡蛋

幸运的是，儿童的很多食物过敏问题会随着年龄的增长逐渐消失，这让家长长舒一口气。

80%~90%对牛奶、鸡蛋、小麦和黄豆过敏的儿童到5岁时过敏症状会消失；对花生过敏的儿童，只有20%的人症状会随年龄增长而消失；对坚果类和海鲜过敏的儿童，其过敏症状很少随年龄增长而消失。如果尝试经高温变性的食物，可以耐受，那么很有可能这种食物过敏会随年龄消失；若不能耐受，这种食物过敏可能会伴随终身。

食物过敏怎么办?

牛奶

目前，食物过敏没有根治的办法，治疗主要包括回避过敏的食物和治疗过敏症状。回避过敏的食物是指被确认的过敏食物要从孩子的饮食中去除。抗组胺药能缓解荨麻疹和瘙痒(鼻、皮肤痒等过敏症状)，注射肾上腺素用于严重过敏症状，如急性喉头水肿、呼吸困难、喘息等。

坚果

如果孩子对很多食物都过敏，除了回避，还要找到替代的食物，以保证孩子的营养。孩子对鸡蛋过敏，除了不能吃整个鸡蛋，所有含鸡蛋成分的食物，如蛋糕、饼干等都不要吃。但瘦肉、鱼肉、奶制品、谷物、豆类等都可以完全替代鸡蛋的营养。

小麦

对牛奶蛋白过敏、母乳喂养的婴儿，妈妈自身要避免食入牛奶及奶制品饮食，同时补充哺乳期所需的维生素和钙；配方奶粉喂养的婴儿，可以用深度水解配方奶粉或氨基酸配方奶粉替代；大孩子可以考虑用其他富含钙的食物代替。

降低食物过敏风险的办法

如果家长很担心孩子的过敏问题，一定要咨询医生。不要因为食物过敏给孩子造成心理压力，他们同样可以参加任何聚餐。当然，对于严重食物过敏的孩子，任何一点点过敏原的接触都可能引发致命的危险，家长要特别注意在生活中安排和留意孩子的一日三餐。与一般孩子家长相比，过敏患儿家长还要关注孩子在学校的饮食情况，此外，还要注意以下几点。

● 每次给孩子吃东西前都要仔细阅读食品成分表，确保里面不含致敏成分，注意每次购买都要看仔细，因为即使是同一种食品也有可能改变一些成分。

● 带孩子去餐厅吃饭，要仔细询问食物的做法和成分，即使这样也不一定安全，所以最好在家自己做饭，最好给孩子用单独的炒锅和餐具。

● 在学校，最好给孩子带饭，告诉孩子不能和同学分享食物和零食。

如果孩子对很多种类的食物都过敏，除了避食，还要找到替代的食物，以保证他们的营养。

辅食添加时机与过敏预防

关于辅食到底早添加还是晚添加，可以预防食物过敏的问题，争议比较大。2000年左右，专家共识提出对于有过敏风险的儿童，建议晚添加高致敏风险的食物，以此可以预防过敏。2008年前后，专家共识又提出没有充足的证据证明延迟添加高敏的食物可以预防食物过敏。2010~2014年，又提出延迟添加辅食有可能增加食物过敏的风险，而早添加辅食可能会预防食物过敏的发生。这个演变进程是全世界儿科医生对食物过敏认识、研究、探索的过程，而且还在进行中，至今仍然没有确切的答案。但关于辅食添加的时机，目前比较一致的共识：①孩子的月龄不能早于3个半月，不晚于6个月；②保证完全母乳喂养的孩子月龄至少6个月；③孩子1岁前不添加牛奶；④先添加谷物、水果和蔬菜，如果这些食物能够耐受，再添加其他食物；⑤辅食要从少量开始慢慢增加；⑥皮肤点刺试验>5毫米的认为已经存在这种食物过敏，不能早加。

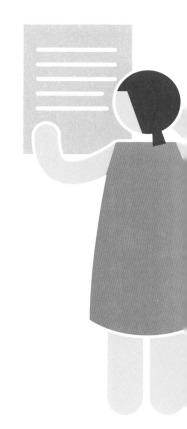

难缠的湿疹，父母要多点耐心

我们常用"婴儿肌"来形容宝宝皮肤的娇嫩，也正因为如此，宝宝的皮肤往往是最先受到感染的地方。皮疹是最常见的皮肤感染症状，而湿疹是皮疹中最难根治的。家长也不知道为什么，宝宝的小脸、小手上突然就起了湿疹，医生说是过敏，可怎么也找不到过敏原，头疼！而且湿疹容易反复，家长往往给宝宝试了无数种药膏，还是不管用。

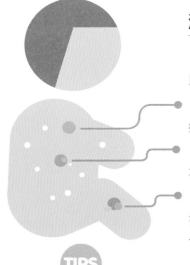

湿疹长什么样？

湿疹不仅病因让人捉摸不透，表现也是多种多样，主要有以下三种表现。

干燥型：红色疹子，疹子上有糠皮样脱屑和结痂现象，瘙痒剧烈，抓挠后可见皮肤红肿。

脂溢型：皮肤潮红，疹子上会渗出淡黄色脂性液体，覆盖在疹子上，结成较厚的黄色皮痂，不易去除，瘙痒不明显。

渗出型：疹子间有水疱和红斑，很痒，抓挠后有黄色液体渗出或出血，可向躯干、四肢及全身蔓延，容易继发皮肤感染，常见于较胖的宝宝。

得了湿疹，首先考虑过敏

湿疹又叫过敏性皮炎，是慢性的皮肤炎症，所以常常表现为反复发作，但没有传染性。湿疹常从脸部和耳部开始出现，表现为红色、粗糙、发痒的皮疹。湿疹可以遍布全身，也可以仅限于局部：婴儿的湿疹主要出现在面部和头皮；幼儿及学龄前期儿童的湿疹主要集中在肘部和膝部的弯曲处；学龄期和青春期的湿疹经常在手部和脚部出现。

首先，湿疹跟过敏关系密切，宝宝年龄越小，与过敏的关系越大，而且是与食物过敏的关系越大。其次，湿疹与遗传也有关，有湿疹、哮喘或过敏性鼻炎等过敏症家族史的儿童易患湿疹。另外，环境也是重要的因素，居住环境，包括室内、室外环境都可能诱发湿疹。

保湿、止痒、抗炎"三管齐下"

　　目前，湿疹、哮喘、过敏性鼻炎等过敏性疾病，几乎都没有办法根治，我们要做好"长期作战"的准备。虽然目前没有一种药物能根治湿疹，但我们可以通过药物和护理来缓解湿疹的症状，控制湿疹的反复发作。

　　湿疹治疗的关键是"保湿、止痒、抗炎"。轻微的偶尔出现的湿疹不需要治疗，做好皮肤保湿即可。较重的湿疹需要药物治疗，激素类药物如氢化可的松可以止痒、减轻炎症反应。

TIPS

抗生素能治疗继发的细菌感染，多选择局部皮肤外用；口服抗组胺药物也有很好的止痒效果。

给皮肤补水

　　不用怀疑！皮肤保湿是湿疹的一种基础治疗方法，这对修复受损的皮肤至关重要，给宝宝皮肤保湿是家长每天必做的"功课"。

　　● 应用无香味、低敏感度的保湿霜，通常霜剂（cream）和油膏（ointment）比乳液（lotion）保湿效果好。

　　● 洗完澡后，要轻柔地擦拭宝宝的皮肤，然后在潮湿的皮肤上涂上保湿霜。

　　● 每天涂保湿霜至少两次，从面部到全身都要涂。

　　● 鼓励宝宝每天适量喝水，也能起到给皮肤补水的作用。

　　温水浴能缓解皮肤干燥，水温一般不能高于40℃，每次洗10分钟左右，时间太久会造成皮肤水分流失。而且不要让宝宝坐在肥皂水里洗澡，也不要洗泡泡浴，要用无香味的保湿皂或不用肥皂（含有皂基的清洁剂会让皮肤变干）。洗完澡后用纯棉的毛巾轻轻拍干皮肤，不要用力擦拭避免过度摩擦。趁皮肤还未全干的时候，涂上保湿霜，轻轻按摩，以达到充分保湿的目的。

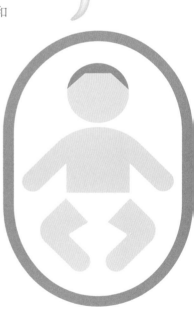

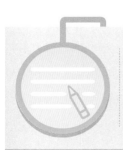

　　婴儿期除了湿疹，其他较常见的皮疹包括接触性皮炎、尿布皮炎、脂溢性皮炎、婴儿痤疮、幼儿急疹等，区别的关键是皮疹是否有痒感，除了湿疹其他皮疹均没有痒感。

激素药膏，先用弱效的

　　强烈持续的瘙痒会让宝宝控制不住自己的双手抓挠皮肤，宝宝下手不知道轻重，一不小心抓破皮肤了，容易引起感染。所以需要缓解湿疹的不适感，药物当用则用。其实，类固醇软膏（糖皮质激素软膏）对缓解湿疹引起的皮肤瘙痒是很有效的。

　　尽可能先从弱效药膏开始用，如果效果不佳，应遵医嘱短期使用稍强效的药膏。药膏一天只需涂抹1~2次，在家自行涂抹药膏以5~7天为宜，如果超过7天，湿疹没有改善，应尽快带宝宝看医生。

　　糖皮质激素软膏： 从最弱浓度的氢化可的松乳膏开始，一天2次，持续几天。

　　口服抗组胺药物： 抗组胺药物可以有效缓解瘙痒，特别是在夜间。但抗组胺药物不是湿疹的首选药物，一般要在医生的建议下才能使用。

　　破溃感染加用抗生素： 皮肤破溃时，很多细菌会聚集在破溃处，引起感染，湿疹就会很难痊愈，这也是湿疹顽固的一个原因。所以皮肤破溃后，要加用抗生素，激素和抗生素联合使用，促使破溃尽早愈合。一般推荐将氢化可的松软膏和百多邦组合使用。

大面积爆发要查过敏原

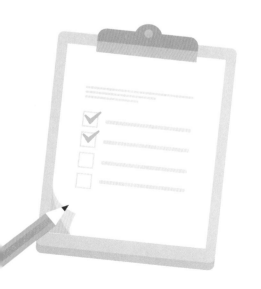

　　湿疹是过敏引起的，那么只要找到过敏原并保持远离就能预防宝宝湿疹了？其实轻度、中度的湿疹，查找过敏原没有太大意义；只有大面积爆发、反复发作的湿疹才需要考虑过敏因素，进而排查过敏原。如果检查确认了食物、宠物、花粉、尘螨等过敏原，就要咨询医生获得相关回避方案。

　　采用"食物回避"时要注意，如果是还在哺乳期的小宝宝，别轻易给宝宝断奶，宝宝长湿疹不一定是妈妈乳汁的原因，擅自断奶有可能影响宝宝的营养摄入和免疫功能发展。

羊毛、化纤、真丝、麻，都要远离

潇潇被妈妈带来诊室的情景，我一直都还记得：潇潇被包得严严实实的，小帽子、围巾、口罩都戴得很齐全，只露两只眼睛在外面，滴溜溜的。到了诊室，紧张的妈妈才开始脱掉宝宝的"全副武装"。"医生，我家孩子最近又发湿疹了，您看脸上、胳膊上都长了几块，在家涂了药膏也没效果……"检查完毕，我注意到潇潇脖子上的湿疹尤为严重，而且已经开始有渗出液了。原来妈妈为了怕孩子着凉，特意给孩子戴了保暖的羊毛围巾！妈妈不知道的是，正是羊毛不停地刺激潇潇脖子上的皮肤，才使得湿疹迟迟不好。

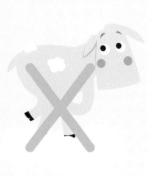

患湿疹的宝宝对粗纤维的衣物、肥皂里的化学成分和洗涤剂等很敏感，为避免这类刺激要注意以下几点：选用柔软的面料，如100%的纯棉衣服，不要买羊毛、化纤、真丝、麻等材料的衣服；用全棉的床单和柔软的毛毯；用温和、无色无味的洗涤剂清洗衣物，不要用柔顺剂；尽量给宝宝穿宽松的长袖长裤。

湿疹越抓越严重

尽量不让孩子抓挠皮肤。抓挠皮肤会让皮疹加重和发生皮肤感染，而且，越抓挠就越痒。剪短并且磨光滑孩子的指甲，尽量在孩子想要抓挠时转移孩子的注意力；其他可以引起湿疹加重的原因，包括过热、出汗和紧张等，都应尽量回避。

保持环境的湿度和卫生

保持室内的空气相对湿度，可以买一个湿度计用来测量，在干燥的秋冬季节，要开加湿器；开空调的时候，也要用加湿器。

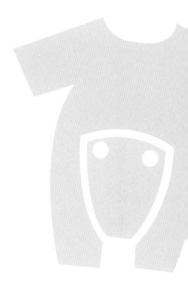

宝宝在公园草坪玩耍或在花木丛中嬉闹，参加完活动出汗后，及时给他洗温水澡。家中不要养宠物，如猫、狗、鸟等，父母更不要在室内吸烟。宝宝湿疹发作时，不能进行预防接种，以免发生不良反应。母乳喂养的宝宝如果患上了湿疹，妈妈最好暂停吃容易引起过敏的食物。

荨麻疹的"游击战"

湿疹和荨麻疹是一对惹人厌的"知己"，它俩都可能因为过敏而引起，会给宝宝带来十分剧烈的瘙痒感。得湿疹时，宝宝无意识地抓挠皮肤，皮肤受到刺激，症状扩大，宝宝进一步抓挠，症状又进一步明显，缠缠绵绵，纠缠不休；而荨麻疹是打一枪换一个地方，这里的风团块消失了，那里抓两下又起来了，此起彼伏，防不胜防。

除过敏外，链球菌感染时有的孩子也会起荨麻疹。

这可不是"蚊子叮"

荨麻疹的皮疹与蚊子叮咬后的包块很相似，常先有皮肤瘙痒，随即出现皮疹，呈鲜红色、苍白色或皮肤色，高出皮肤，摸上去硬硬的，也叫风团块。荨麻疹可以遍布全身，也可以局限于某个部位（如面部），一个部位的荨麻疹自然消失后，往往身体的其他部位又会出现，发作时间不定，以傍晚多见，持续数分钟至数小时，少数可延长至数天（一般不会超过10天）才消退，不留痕迹。

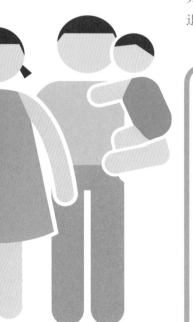

医生的话

妈妈问：
带宝宝参加生日聚会，吃了一些虾仁粥，回家后宝宝身上就出现了红色的、一团一团的疹子，摸上去硬硬的，手臂、脸上都有，是过敏吗？

傅医生答：
这是典型的食物过敏引起的荨麻疹，虽然暂时应用抗过敏药物可以减轻痒感，缓解这次荨麻疹症状，但不能预防此后再次出现。

建议家长不要带婴幼儿外出就餐，以免出现不明食物过敏。一旦出现过敏，应积极寻找过敏原，及早判断并果断回避，以免再次发生过敏。

寻找过敏因素防范复发

　　父母要寻找引起荨麻疹发生的过敏因素，并尽量回避这些因素，这样做可以预防荨麻疹的发作。如果局限在某个部位反复发生，可能与局部接触某些过敏原有关，最常见的有植物、肥皂等。如果是全身出现的荨麻疹，可能与吃某些食物、药物或感染有关。

　　食物过敏，最常见的食物包括花生等坚果、蛋白、牛奶、带壳的海鲜、巧克力和芝麻等。

　　药物过敏，如青霉素等，在起疹前的3周内吃的药物都有引起过敏的可能。

　　蜜蜂或昆虫类叮咬。

　　在冬季时，有些孩子皮肤暴露在冷空气中会出现荨麻疹。

　　至少有一半以上的荨麻疹无法明确原因。

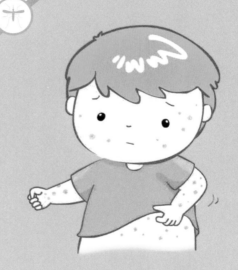

大部分抗过敏药可以治疗荨麻疹

● 轻微的荨麻疹一般不需要治疗。

● 口服抗组胺药能够缓解皮疹或可以减轻痒感，可以应用数天。

● 冷敷发生皮疹的部位，对于减轻痒感和水肿有帮助。

● 严重荨麻疹伴有喘息或吞咽困难，要立即去看急诊；控制过敏症状可能需要应用激素类药物治疗。

儿科医生
健康公开课

第一讲

第三讲

第二讲

第四讲

宝宝入园，
"一月一病" 破解之法

第五讲

第七讲

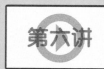

第六讲

分离焦虑，会让宝宝"生病"

　　幼儿园的那道墙在宝贝的心里可不是那么友爱的，在幼儿园门口，宝贝可能会紧紧抱着父母不放、害怕、非常爱哭；年纪稍大的孩子，会表现出明显的抗拒情绪，尖叫、耍赖；有的孩子会出现睡眠不好、食欲缺乏、头昏乏力、心悸多汗等症状。有的孩子在上幼儿园后还会经常生病，这些都是情绪紧张给宝宝带来的身体不适。

分离焦虑是儿童情感发展的正常阶段，每个孩子都会有，虽然表现方式各不相同，但都要用爱来治愈。

与父母分离会带来生理不适

　　晨晨和宁宁是一起长大的小伙伴，今年一起开始幼儿园生活。妈妈们也早已提前为孩子的入园做足了准备。第一天两个小家伙一起结伴入园，对幼儿园的环境、玩具都充满了好奇，玩得很开心，并没有出现妈妈们预想的哭闹状况。但第二天两个小家伙的表现就截然不同了。晨晨大哭大闹，妈妈连哄带骗地把她送到幼儿园，她抱着妈妈的腿不让妈妈离开，最后还是被老师强行抱进了幼儿园。

　　宁宁却出奇地安静，不哭也不闹地跟着妈妈去幼儿园，但是放学后，妈妈接宁宁回家，问宁宁在幼儿园开不开心，她也不肯说。平静地过了几天后，宁宁一起床就喊不舒服，一听妈妈说去幼儿园就说肚子疼。

　　妈妈只好让宁宁在家休息，可很快妈妈又发现，宁宁只要在家就活蹦乱跳，所有不适的症状就消失了。

　　晨晨和宁宁的表现大不相同，但可以肯定，她们都出现了分离焦虑。

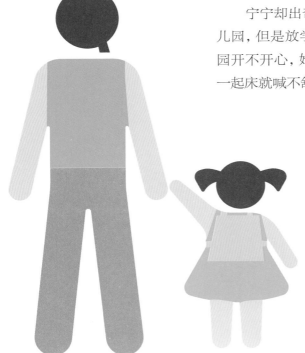

分离焦虑是如何产生的？

分离焦虑是指与某个人（父母、家人）产生亲密的情感关系后，又与之分离时，产生伤心、痛苦、不安或不愉快的情绪反应，以表示拒绝分离，又称离别焦虑。常见于婴幼儿及学龄前期。在我们生命最初，孩子和妈妈是紧密相连的，出生后当孩子和妈妈分离，就会本能地产生恐惧，所以孩子的种种表现其实都是在和家长表达他的恐惧情绪。

例如：小一点的孩子，会紧紧抱着父母不放、害怕、非常爱哭；而较大的孩子，则会出现惧怕的表情、情绪非常不稳定、又叫又跳、耍赖、躺在地上哭闹不肯起来等。

有的孩子还会有一些生理表现，比如出现睡眠不好、做噩梦、讲梦话、烦躁不安、食欲缺乏、头昏乏力、心悸多汗等情况。有的孩子在上幼儿园的最初一周内还会出现感冒、腹泻等身体症状。

短暂的分离焦虑不是坏事

这种分离焦虑其实不是一件坏事，是儿童在成长过程中出于对自身保护的一种能力，是孩子独自离开家、迈出父母"保护圈"的第一步，家长对孩子的哭闹不用太过抑制。在孩子经历入园分离焦虑的时期，陪伴和亲子游戏能缓解焦虑情绪。从幼儿园接回孩子后，陪孩子一起在户外做做体育运动，奔跑、跳跃等运动都能帮助孩子释放负面的情绪。

温柔地告诉宝宝，幼儿园一定要去

当孩子哭着一遍又一遍地问"奶奶要去哪里""妈妈什么时候接我"时，父母可以肯定地跟孩子说"妈妈等到下课铃一响就来接你哦""奶奶要去买菜做饭给宝宝吃"，其实他并不是一定要家长来接，他需要的只是一个应答，知道家长并没有"消失""不要他"，就像一颗定心丸一样，让他不为此彷徨和焦虑。

分开时的速度尽量快些，亲几下脸颊，紧紧地拥抱一下就行，不要过于磨蹭，更不要去而复返。

温柔而坚定，帮助宝宝迈出第一步

告诉孩子去幼儿园时的态度要温柔而坚定，每次出门前记得强调"宝宝要去上幼儿园啦，宝宝再见，妈妈下午就接你回家了"。接宝宝回家时要夸张地再次强调"妈妈来接你回家啦！"让孩子理解妈妈暂时离开后还是会回来的，最不可取的方法就是欺骗孩子偷偷地离开他，这样孩子面对分离更缺乏安全感。

在孩子入园之前要告诉孩子幼儿园是个有趣的地方：老师和小伙伴都是你的朋友，可以一起玩游戏，还会告诉你很多妈妈不知道的有趣事情，让孩子对幼儿园生活产生向往与期待。也可以提前先带孩子去幼儿园参观一下，或者利用有关绘本童书、动画片，在暑假的两个月里和孩子一起阅读观看，让孩子明白上幼儿园，和别的小朋友一起学习玩耍是多么美好的一件事。

对大部分宝宝来说，分离焦虑主要是最爱的亲人不在身边。这时，如果给他一份随身携带的"爱"，就能获得一种安全感——妈妈给自己做的小玩具、睡前故事书……告诉他，想妈妈的时候，看看这些东西就不会难过了。有了这些铺垫，宝贝就可以找到一个排解分离焦虑的方法，并从这些与妈妈发生联系的事物中获得一种心理上的安慰与支持。

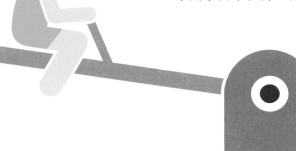

父母要做好自己的心理建设

"第一天送她去幼儿园后回办公室，然后一边工作，一边忍不住流泪……想起她离开我们，独自面对陌生的环境，怕她喝水少，怕她不敢去蹲厕，怕她睡不着，会不会和别的小朋友闹矛盾……好想快点到下午去接她，我一天都没法好好工作。"

关于"小分离"，父母不仅要做好孩子的沟通，同时也要做好自己的心理建设。如果父母送宝贝到幼儿园时，满脸透着焦虑，分离时依依不舍，晚上接到宝贝时又满脸心疼，那传递给宝贝的信息是：幼儿园好可怕啊！你看看，爸爸妈妈都很害怕呢！

TIPS

日本心理学家河合隼雄说过：我们最好既能允许孩子尽情纠缠着自己，又能同意孩子随时离开。

别给孩子传递逃避的信号

对待孩子，你要学会用明确的态度沟通。孩子上幼儿园和大人上班一样，都是人生不同阶段的任务，不是想去就去，想不去就可以不去的。从最初开始，就要对孩子说："明天该去幼儿园了。"而不要说："明天去幼儿园好不好？"可以问："你是想让爸爸送你去幼儿园，还是妈妈送？"而不要问孩子："你是想明天上幼儿园，还是后天？"家长明确而坚定的态度，可以让孩子在心理上得到暗示，去幼儿园是一件极其自然的事情。

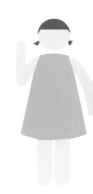

你是孩子人生的参与者，不是拥有者

父母对孩子的爱，永远都是"分离"的爱。不要太多留恋孩子给你的时间，但要用心去享受他成长的每一个精彩瞬间。

● 参与幼儿园活动，了解孩子在幼儿园里的生活内容，感受孩子的进步。

● 和孩子在家做游戏、聊天，听他描述自己在幼儿园的朋友和老师，鼓励他学会信赖集体。

● 常给孩子拍一些幼儿园内的生活照，并为他做好学习、生活集锦。

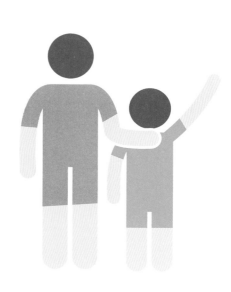

不好的喂养习惯，进幼儿园再改就来不及了

进入幼儿园，孩子就进入一个全新的环境，宝宝必须建立新的生活习惯。由于年龄幼小，孩子会对种种变化心存恐惧，精神紧张，情绪也会产生巨大变化，宝宝变得挑食、偏食。有的孩子只吃肉不吃菜，有的孩子不吃某些菜，有的孩子只吃菜不吃饭等。这些偏食习惯易导致营养摄入不平衡、免疫力下降，影响孩子的生长发育，容易使孩子被疾病打倒。

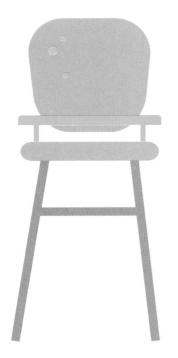

到幼儿园才学会吃饭就迟了

洋洋，3岁半，幼儿园小班，秋天刚刚入园，两周过去了，老师们发现洋洋每餐饭都要老师喂，有时候喂都不吃，而且洋洋看到荤菜就摇头"我不要"，每次把老师盛在碗里的荤菜挑选出来，他还皱着眉头，很不高兴。洋洋个儿长得矮小，面黄肌瘦，和同龄孩子比较，营养跟不上，动作发展也比较差。老师和洋洋妈妈沟通了解后发现，洋洋在家时也要家长喂饭，但吃得比较配合，爷爷奶奶在两餐之间还会准备零食，没想到进了幼儿园却变得挑食了。

其实像洋洋这样的孩子很多，挑食、偏食的不良习惯在入园前就形成了，为了让孩子乖乖吃饭，家长采取"奖励"手段哄骗孩子吃饭，有的家长"更有耐心"，干脆追跑喂饭等，不少孩子在家就缺乏主动进食的好习惯，所以到了幼儿园就更难适应自己吃饭。

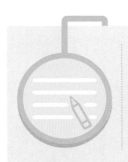

宝宝满1周岁后就可以让他试着拿小勺吃饭了，刚开始宝宝只能吃几口，主要还需要大人喂，但只要坚持下去，宝宝到1岁半左右就能独立吃饭了。

用餐习惯养成从改变细节开始

孩子在家里养成的用餐习惯会一直延续到入园之后，因此要在孩子入园之前养成良好的用餐习惯。不是一种"强迫"或"反复"的训练，而是需要父母和孩子之间的良好沟通。作为父母，可以从一些细节开始，转变孩子对用餐这件事情的态度，让孩子能欣然接受"规规矩矩"的用餐时间。

宝宝专用的餐桌用具

父母为孩子准备好餐桌上必需的用具，如一张适合他高度的椅子、围兜，在椅子底下垫一张一次性餐布，这样可以免去一部分家务的困扰，也可以培养孩子爱清洁的餐桌礼仪。带有小动物花型的小椅子和围兜，会使孩子对用餐更有亲切感。

用餐时间不是训话时间

家长常喜欢把餐桌用作教育孩子的地方，这会让孩子本能地排斥吃饭这件事情。避免把用餐时间变成训话时间。铺上色彩温馨的动物图案桌布，播放轻柔舒缓的音乐，教育的话吃完饭再说，吃饭时就让孩子愉快用餐。

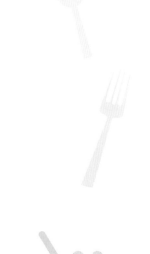

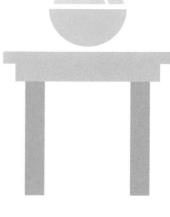

医生的话

妈妈问：

教宝宝好好吃饭的时候，爷爷奶奶就会心疼宝宝，怕宝宝饿着，偷偷给宝宝吃零食，这该怎么办？

傅医生答：

挑食、偏食的习惯表现在孩子身上，但是责任却在家长。任何一种习惯都不是一时养成的，这与他的家庭饮食结构、家长如何引导孩子进食以及家长是否自身存在挑食、偏食行为有着密切的关系。

动不动就要尿尿，其实是孩子太紧张了

正常孩子排尿次数可以是每天6~8次，而神经性尿频的孩子可以增加到每天20~30次，甚至每天40~50次，每小时可达10多次，但每次排尿量不多，有时仅几滴，熟睡后就没有尿频症状了。得了神经性尿频的孩子除了清醒时排尿次数增多外，没有其他任何异常，尿常规检查也是正常的。

如果宝宝除了尿频，还有尿疼、尿血、腹痛，很久没有出现又突然出现的尿裤子、尿床，首先要考虑尿路感染。

宝宝动不动就要尿尿

3岁的东东得了一个怪毛病：每隔一会儿就要尿尿，但每次都尿得不多。起初，爸爸妈妈还以为是东东把跑厕所这事儿当玩闹，就呵斥了他几句。没想到，连续1个多月，东东一直都出现这个问题。根据老师的反映，白天在幼儿园的时候，东东也常常喊老师说要尿尿，老师说孩子可能不想好好睡觉找借口，其他孩子偶尔也会这样。

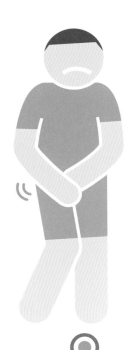

医生的话

妈妈问：
最近发现，大人聊天时，孩子都会不时高喊："我要尿尿！"带他如厕后我再忙别的，他又要尿尿。怎么回事呢？

傅医生答：
短时的尿频往往与孩子希望引起家长注意有关，当家长带孩子上厕所而中断谈话后，尿频自然消失。但如果孩子长期将尿尿作为寻求关注的"王牌"，就可能落下习惯性神经性尿频的毛病，此时再纠正就比较困难。一旦发现这种情况，就要找原因，不能一味顺从孩子，更不能呵斥孩子"不许尿"！通过对孩子循循善诱地引导，使他自觉克服。

紧张产生的"尿意"

其实，神经性尿频症的孩子并没有器质性的病变。导致出现尿频主要有以下两方面诱因。

一是小儿的大脑皮质发育尚不够完善，对脊髓初级排尿中枢的抑制功能较差，容易受外界不良刺激的影响而出现排尿功能障碍。

二是孩子近期生活中精神比较紧张，情绪不太稳定，如生活环境的改变、刚入学心理准备不足、与父母的突然分离、亲人的故去，乃至害怕考试或对某种动物的惧怕等。这些都可能使孩子精神紧张加剧，产生了焦虑，使抑制排尿的功能发生障碍，结果就是孩子表现出频繁有尿意，小便次数增多。

鼓励孩子讲出令他不安的事情

当确定为神经性尿频后，家长不必过于紧张，对孩子的近期生活状况进行分析，找出引起孩子紧张不安的事情，安慰孩子，使他对正在害怕担心的事情有一个正确认知，尽快恢复到以前轻松愉快的情绪之中。

告诉孩子，他的身体并没有毛病，不用着急，不要害怕。

鼓励他说出引起紧张不安的事情，循循善诱，关心他提出的问题，给予认真解释，并细心安慰。

千万不要训斥。训斥和苛责会使孩子情绪更紧张，尿频就会持续不见好转。

当孩子频繁说要上厕所时，延长两次排尿的时间，如有进步时就应给以表扬，逐渐使排尿间隔延长到正常。

对于刚入园的孩子，还要取得幼儿园学校老师的配合，多理解、安抚孩子，上课要放松情绪，多鼓励孩子参加一些轻松愉快的游戏，转移孩子的注意力。

TIPS

孩子要尽量避免进食刺激排尿的食物或饮料，如巧克力、辛辣食物、可乐等含咖啡因的饮料。

当发现孩子尿湿裤子时要及时给孩子清洁外尿道口，换上干净衣裤，以免尿液长时间浸湿孩子的小屁股而造成臀部湿疹等。

生病了，幼儿园去还是不去

幼儿园是交叉感染的重灾区，上了幼儿园就该做好孩子会生病的心理准备。手足口病、疱疹、支原体感染，这波刚好转下波又来了，只要在幼儿园就很难避免一波又一波的感染。在幼儿园，小朋友座位一个挨一个，睡午觉小床一个挨一个，咳嗽喷嚏互相对着，非常容易发生呼吸道交叉感染。

"一月一病"真闹心，但请远离"免疫力神药"

微微春季入园，3个月以来，班中来上学的小朋友不到一半。因为交叉感染，小朋友们都经常生病，感冒、咳嗽最是常见。妈妈心里一直暗暗庆幸微微身体棒棒的，没想到还是没能幸免。星期天晚上微微突然喊冷，测了体温，稍有发热，星期一晚上开始高热了，去医院检查是病毒感染，这下只能让微微在家养病了。

有不少妈妈都曾经到我的门诊咨询："感冒高发季能不能给孩子吃提高免疫力的药，这样'一月一病'真不是办法！"我的答案当然很明确：要相信孩子自身的免疫力，不要滥用那些所谓的能增强孩子免疫力的药物，比如"神药"匹多莫德，这种免疫刺激药物容易破坏孩子原本平衡的免疫力，造成不良的影响。

抵抗呼吸道感染，重点在预防

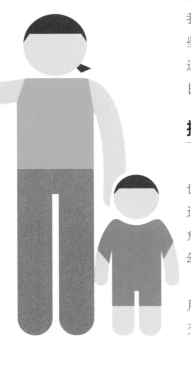

春季通常是呼吸道感染疾病的高发期，除了春季，秋冬季也是呼吸道感染的高发季节。相比较于其他季节，秋冬季呼吸道感染病人会明显增多，而有的小朋友往往没有痊愈或者刚痊愈免疫力还没有恢复完全就回幼儿园了。所以"一月一病"在幼儿园就不足为奇了。

小朋友生病后应及时就医，如果需要就在家好好休息，不用硬撑。而且幼儿园里，孩子多，小朋友抵抗力弱很容易造成交叉感染，传染给其他孩子也不好。

孩子生病后，多久能恢复到健康状态？

　　不同的疾病对孩子身体带来的影响是不一样的。一般的疾病如感冒引起的发热、咳嗽，腹泻，咽喉炎等，在相应的症状消失后，孩子只要1~2周就恢复健康了。

　　如果孩子受了相对严重的感染，如肺炎、手足口病等疾病，孩子的身体大概需要2~4周才能恢复。经历过类似疾病的孩子就不适合立刻入园，父母可以让孩子在家多休养一段时间，等孩子的免疫力充分恢复了以后，再将他送去幼儿园也不迟。

　　生病及恢复期并不是训练勇气的时候。当然，等孩子身体恢复健康后，要回到集体，并积极参加集体活动，幼儿园的日常活动更有利于孩子们恢复健康。

能不能送流感恢复期的孩子回幼儿园？

　　孩子如果得了流感后，是需要一段修养时间的，最好是在孩子发病后10~14天，身体已经恢复到健康状态之后，再将孩子送回幼儿园。

　　从孩子的健康角度考虑，要等孩子不用退热药的情况下，体温回到正常水平，且至少24小时以后才可以算是进入恢复期。

　　但从流感的传染期来说，一般病毒从身体排出的过程是从发病前1天到发病后5~7天，在此期间，即使孩子体温已经回到正常状态，仍有可能将自身携带的病毒传染给班里其他小朋友。所以，从公共健康的角度考虑，如果孩子流感病情好转，已经变得活蹦乱跳，但是还在疾病传染期内，不建议送孩子回到幼儿园。

　　在流感高发季节，家长要时刻关注学校老师发送的健康信息。准备将病愈的孩子送回幼儿园之前，要了解一下班级的情况，如果大部分小朋友都已经复课，那一般就可以放心地送孩子返园了。

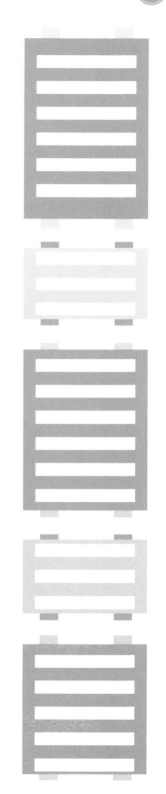

手足口病，没你想的那么恐怖

手足口病是一种传染病，因患病后手、足、口会出现疱疹而得名，但是在出疹之前，大部分孩子会发热1~2天，因为口腔有疱疹或溃疡，所以孩子还伴有咽喉痛、厌食、流口水等症状。疱疹并不只局限于手、足、口三个部位，屁股、足底、腹股沟也可能会有疱疹。

手足口病是由同一种病毒感染引起，少数重症手足口病由肠道病毒71型（EV71）引起。

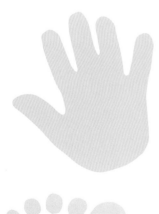

常见但不可怕

让家长万分恐慌的手足口病其实很常见，每年的春夏季都是流行的高发季节，因为传染性强，很容易在幼儿园、学校等小朋友聚集的地方暴发流行。在幼儿园暴发手足口病期间，家长不必过于恐慌，但是要密切观察孩子，特别警惕以下症状。

- 先发热，再出疱疹。
- 咽部、牙龈和舌头出现的明显疼痛的小疱疹或小溃疡。
- 手心、足底和臀部出现的小疱疹。
- 食欲减退。

通过上述典型的症状和体征可判断孩子是否得了手足口病。手足口病虽然得病率高，但愈后较好，绝大部分孩子感染后都是轻症病例，休息好就能恢复，多数患儿7~10天就能自愈。通常只有0.3%的手足口病，会出现如心肌炎、肺水肿、脑膜炎等并发症（且多见于1岁以内的婴幼儿）。若孩子出现持续高热不退，精神萎靡、抽搐、手抖、站立不稳等症状，要立即就医。

疱疹性咽颊炎

疱疹性咽颊炎和手足口病其实是由同类病毒引起的，手足口病表现为孩子身体多处出现疱疹，而疱疹性咽颊炎的主要症状是出现口腔疱疹和高热（38.9~40℃），疱疹"圈定"在口腔部位，已有表达能力的孩子会说自己喉咙很痛。疱疹性咽颊炎的治疗方法与手足口病相似，合理应对，病情可在5~6天内消退。疱疹性咽颊炎很少引起并发症（由EV71引起的重症也可能会出现并发症）。

孩子需要隔离2周

如果宝宝的班里有手足口病病例出现，要密切观察自己的宝宝，最好待在家里观察，一般隔离2周。如果不是高度怀疑，就尽量别去医院求证，医院也是手足口病的高发区，很可能在医院被传染上。

目前还没有特效药

人类目前对很多病毒都毫无办法，导致手足口病的病毒就是其中之一，一旦感染，没有特效药，好在手足口病和感冒一样，可以自愈，但是也不排除重症病患的可能。为了坦然应对这种疾病，要掌握以下信息及关键防治策略。

● 目前没有治疗手足口病的特效抗病毒药物。

● 用乙酰氨基酚或布洛芬可退热和缓解口腔疼痛。

● 出现并发症如腹水、嗜睡、震颤、咳喘等时，要及时就医。

目前，国内已推出预防肠道病毒71型（EV71）感染的疫苗，建议接种年龄6月~5岁。这种疫苗可以预防EV71引起的手足口病，但不能预防大部分疱疹病毒引起的手足口病。

父母也要勤洗手

预防手足口病，需要勤洗手洗脸，勤更换衣物，通风等。这里强调不只是宝宝，和宝宝密切接触的家长也要做到，因为家长们可以在不同地方接触到患儿以及患儿的家长，成人几乎不会发病，但同样可以传播病毒。因此，外出回家的家长们一定要洗手洗脸，更换衣物后再和宝宝接触。家长要教会孩子在咳嗽或者打喷嚏的时候，用纸巾盖住鼻子和嘴，不要把脸对着别人，以免把病毒传染给他人。

TIPS

手足口病可以通过呼吸道飞沫传播和粪—口途径传播，得过手足口病的儿童仍然可能重复感染。

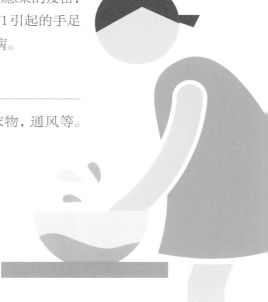

我的孩子不可以随便亲

"爱我你就亲亲我，爱我你就抱抱我。"看到宝宝肉嘟嘟的脸庞，大人们总想凑上去亲一亲，不过，宝宝可不是想亲就能亲的，也是有讲究的，如果不注意，就容易让孩子得一种特别的病，它有个浪漫的名字——亲吻病，是由 EB 病毒（Epstein-Barr virus，EBV）感染所致的急性传染性单核细胞增多症。

EB病毒感染后症状轻重不一，严重者可以致癌，甚至导致死亡，因此预防EB病毒感染是关键。

通过唾液传播的 EB 病毒

EB病毒属于疱疹病毒，成年人感染疱疹病毒后，病毒潜伏于体内，可以以静止的状态与人体共存，并不引起疾病，但对宝宝来说那就不一样了。多数宝宝患单核细胞增多症后1~3周症状会自然减轻、消失（乏力症状的持续时间可能会更长些）。只有极少数的宝宝会因为 EB 病毒感染而免疫系统受损，导致严重的细菌感染、肿瘤，甚至死亡。

EB 病毒感染的症状

多数宝宝感染EB病毒后无症状或仅表现为上呼吸道感染的轻微病症，也可能出现单核细胞增多症。典型的症状，主要包括：发热；咽喉痛，在咽后壁可以见到白斑；颈部、腹股沟和腋窝可以摸到肿大的淋巴结；乏力。

除了上述典型的单核细胞增多症症状，还可能出现以下一些不典型的症状：

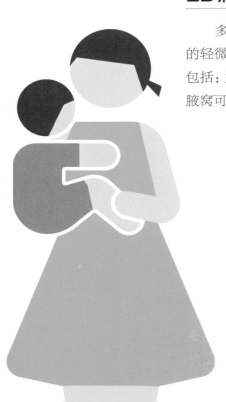

- 发冷颤。
- 头痛。
- 食欲减退。
- 眼睑水肿。
- 肝脾肿大。
- 畏光。
- 贫血。

如何抵抗单核细胞增多症？

如果家长怀疑宝宝患了单核细胞增多症，要及时将孩子送去医院。通过典型的体征表现和查体（发热、咽痛、乏力、淋巴结肿大），以及血化验EB病毒检查，可以帮助医生诊断。

单核细胞增多症由病毒感染引起，所以抗生素治疗无效，多数的治疗都是为了让孩子缓解病毒感染带来的不适感，等待感染自然控制。这些治疗包括：

- 对乙酰氨基酚缓解疼痛和退热。
- 温盐水漱口缓解咽喉痛。
- 卧床休息缓解乏力。

特别提醒，并发肝脾肿大的孩子不要参加体育运动，万一撞到相应部位，特别是脾脏，导致内出血，会有生命危险。

医生的话

妈妈问：
我总是百思不得其解，究竟是什么时候、是谁把病毒传染给宝宝的呢？太恐怖了！

傅医生答：
EB病毒由人与人之间的密切接触，接触到含EB病毒的唾液、血液或体液而被传染。它除了可通过亲吻传播，还可能通过唾液传播。

预防单核细胞增多症，除了注意保持孩子和家人的口腔卫生外，家庭成员还要注意不要亲吻孩子的嘴巴，也不要将食物嚼碎后再喂孩子。家长还要学会帮孩子拒绝陌生人的亲吻，因为我们并不了解对方的健康状况，万一对方有某些传染性疾病，孩子很容易"中招"。

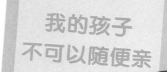

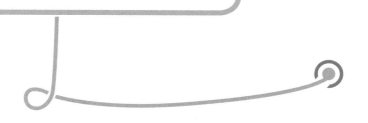

单核细胞增多症的预防

预防EB病毒的传播很困难，因为感染EB病毒的病人即使没有任何表现也会持续不断地传播病毒，而且目前没有疫苗可以预防EB病毒感染。所以家长要在生活中做个有心人，不要和孩子过于亲密，不要口对口喂食，不鼓励孩子亲吻小伙伴或其他人，避免宝宝感染病毒。

7种情况不要亲吻宝宝

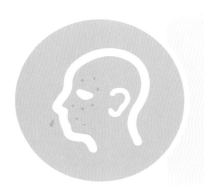

一、感冒，包括轻微的感冒症状

不论何种感冒，感冒症状如何，在咽喉位置都有致病的细菌或病毒。宝宝的抵抗力比较弱，亲密接触时可能会被感冒病毒感染。

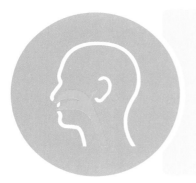

二、流行性腮腺炎

这种病主要通过鼻咽部分泌物的飞沫等传播，传染性很强。如果大人唾液中存在腮腺炎病毒，很可能通过唾液传染给孩子。

三、患有口腔疾病

如果大人有口腔疾病，如牙龈炎、牙髓炎、龋齿等，口腔中就会存在大量致病病菌，嘴对嘴亲吻宝宝，这些细菌就会直接进入宝宝的口腔。

四、流行性眼结膜炎

通过眼屎、眼泪及被这些病菌、病毒污染的手都可能把病菌传染给宝宝。

五、病毒性肝炎或乙型肝炎表面抗原阳性患儿

这类患儿的唾液、眼泪或汗液等都可能携带病毒，对于抵抗力弱的宝宝来说，是不安全因素。

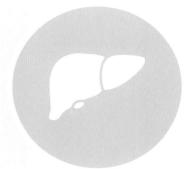

六、面部有脓疮疱、疖子等皮肤病

这类皮肤病属于接触性传染且传染迅速，患儿皮肤表面的渗出物含有大量致病的细菌和病毒，与宝宝皮肤接触可导致感染。

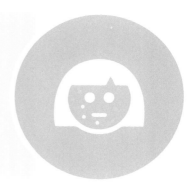

七、浓妆艳抹时

有些化妆品含有铅、汞等化学物质，这些有害物质通过亲吻黏附在宝宝皮肤上或进入宝宝体内，频次高的话，容易引起慢性铅中毒等病症。家长在抱宝宝时也尽量不要化妆。

"痄腮"，不要迷信土方子

痄腮，即流行性腮腺炎，多发于冬春季节，春季最为多见。在春季，儿科诊室几乎每天都有腮腺炎患儿来就诊。春季空气相对湿度大，温度逐渐升高，有利于各类病毒的复制和生长。此时，人体的皮肤、呼吸道还没有从冬季的寒冷中缓过劲来，在适应春天的环境时，免疫力相对较低的孩子很容易被病毒感染而致病。

赶快带孩子去医院

不少家长以为，腮腺不肿，病情不重；腮腺肿得越厉害病情就越重。其实腮腺炎的危险在于并发症。就以流行性腮腺炎并发脑膜炎、脑炎为例，出现并发症的病例可占所有患儿的四分之一。但临床发现，部分患儿染上脑膜炎时，腮腺并没有肿大得很严重，少数孩子的病情还会隐匿，腮腺根本没有肿大。

当孩子得了腮腺炎并出现以下征兆，需要立刻就医：持续高热不退，频繁呕吐，精神很差易嗜睡。

不能送幼儿园

流行性腮腺炎是由腮腺炎病毒侵犯腮腺引起的急性呼吸传染病，幼儿和学龄期的儿童很容易得此病。腮腺炎病毒可因说话、咳嗽、打喷嚏而通过唾液进行传播，所以容易在幼儿园引起传染流行。一旦发现孩子耳朵部位突然肿大、疼痛，可能就是"中招"了。孩子若被确诊得了流行性腮腺炎就要及时隔离，因为病人是传染源，需要隔离至腮腺肿胀完全消退后3天。

给宝宝检查听力

在患了腮腺炎的时候，应该及时带孩子做听力筛查，或在耳后摩擦手指看是否能听到这些细微的声音。在一些青少年发生单纯急性神经性耳聋时，常常会回忆起年幼时曾经患过腮腺炎。这就是因为腮腺炎引起的听力受损。

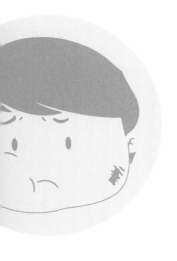

没有特效药，更别轻易相信土方子

目前，治疗流行性腮腺炎没有特效药，在没有合并细菌感染的情况下，单纯的病毒感染也不需要特别治疗，更不需要使用抗生素。

民间流传的治疗方法常是在肿胀的皮肤表面涂敷中草药或贴上药贴，这些都是没有科学根据的。有孩子用了之后发现"病情好转"，其实那是病程结束后自行好转，并非偏方起效。

那么，家长们应该怎么护理患腮腺炎的宝宝呢？

● 用过的食具、毛巾等应煮沸消毒。

● 局部肿痛可用冰袋冰敷，普通药店就能买到冰袋。

● 吃半流质食物，粥和烂面条都是不错的选择，孩子拒绝进食时，要注意补充水分，避免脱水。

● 饭后及睡觉前，可用淡盐水漱口或刷牙，清除口腔及牙齿上的食物残渣，防止继发细菌感染，堵塞腮腺管而加剧肿痛。

● 保证充足的休息，不要过度玩耍，消耗体力。

男宝宝要警惕并发睾丸炎

腮腺炎是一种病毒感染，这种病毒相当厉害，可以侵犯关节、各种腺组织或神经系统及肝脏、肾脏、心脏等几乎所有的器官。因此，在临床上，常可引起脑膜炎、睾丸炎、胰腺炎、听力损伤等合并症。此外，男孩还要特别留意是否出现睾丸炎的并发症。当男孩出现了睾丸肿大、疼痛，并伴有发热（甚至出现40℃以上高热）时，要警惕孩子可能不是单纯的腮腺炎，而是并发睾丸炎，要及时去医院治疗。因为严重睾丸炎会导致睾丸萎缩，影响生育功能。

腮腺炎有麻风腮疫苗可以预防，孩子18个月注射第一针，5岁需要注射加强针。

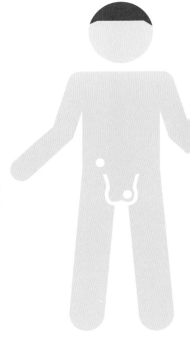

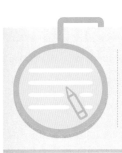

如果宝宝的腮腺炎多次复发，而且每次均位于同侧腮腺，压痛明显，周围界限不清，严重时挤压腺体可有脓液流出，很有可能是化脓性腮腺炎，要及时就医，抗生素治疗有效。

夏天要预防脓疱疮在幼儿园蔓延

随着生活条件的改善，家里、幼儿园、公共场合都安装了空调，在凉爽舒适的环境中，很多常发于夏季的小儿皮肤病（如痱子），已经越来越少见到了。但是，另一种细菌性感染——脓疱疮的发病率却一直居高不下，这是学龄前儿童最常见的夏季皮肤病之一，也是夏季儿童皮肤病中的顽疾。

脓疱疮是皮肤的细菌感染，因蚊虫叮咬、割伤、擦伤皮肤后细菌入侵破损的皮肤形成，90%以上由葡萄球菌感染引起，其余10%由链球菌感染引起。

留心皮肤上的小红包

如果单从病名上来看，家长很容易把"脓疱疮"理解为一定是有脓有疱的，但事实并非如此。脓疱疮又名黄水疮，刚开始是皮肤起疹子或小红包，小红包会逐渐发展为脓疱，由于脓疱疮很容易破裂，因而有时只能看见残留的半月形脓疱或仅剩下脓痂，像红糖一样粘在皮肤上，颜色可能没那么深。如果家长发现宝宝头面部、口角、鼻孔周围或四肢有类似的皮肤擦烂、渗水，要警惕是否是脓疱疮。

脓疱疮发生在2~8岁的宝宝身上，是一种最常见的化脓球菌传染性皮肤病，可由接触传染，蔓延迅速。

脓疱疮一般自每年的4月开始出现，8~9月为发病的高峰期。大多无全身症状，经过适当治疗即可痊愈，但重症者往往并发淋巴管炎、淋巴结炎，甚至引起急性肾小球肾炎。

不要低估了脓疱疮的传染力

脓疱疮极具传染性，同时又很痒，宝宝会忍不住搔抓，会把脓疱疮内的细菌接种到其他部位，还可以感染到与其密切接触的其他人，往往是旧脓疱刚好，新脓疱又出现了。因而就有人很形象地说，脓液流到哪儿，脓疱疮就生到哪儿。

脓疱疮要用抗生素治疗

如果你怀疑宝宝是脓疱疮，那就应该带他去医院看医生，因为是细菌感染，所以需要抗生素治疗，医生会根据严重程度选择抗生素软膏外用。如果使用抗生素软膏治疗一周后症状没有改善，那么宝宝需要口服抗生素，一定要足疗程应用抗生素，否则脓疱疮容易复发。

● 感染部位的皮肤可以用肥皂和清水清洁，尽量轻柔地去除干痂。

● 每次处理完感染的皮肤都要马上洗手，不要让宝宝口含大拇指、咬指甲，有伤口的时候不要抠鼻子。

● 感染部位用棉纱布轻轻覆盖，不要过紧，尽量透气才能让皮肤尽快愈合，从而盖住感染部位，以避免细菌的传播。已经形成脓疱的部位要一直被覆盖住，直到痊愈。

● 及时帮孩子修剪指甲，保持指甲的清洁，尽量避免抓挠皮疹。

● 宝宝在患病期间不要去幼儿园和公共场所，待在家里直到患处痊愈和结痂。

● 不要共用宝宝的毛巾或浴巾，宝宝用过的毛巾和浴巾要和其他家庭成员的分开，高温清洗。

● 仔细观察脓疱疮的变化，如果病情加重，要及时就医。

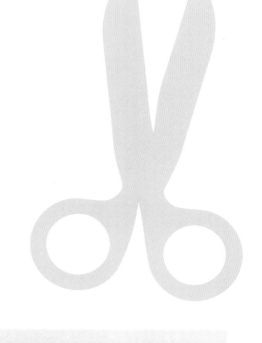

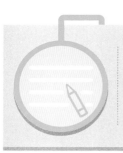

　　每天用温热的肥皂水清洗患处3次，轻轻揉搓脓痂，将其去掉。可以用除菌的肥皂清洗，然后擦干皮肤水分，抹上抗生素软膏。

不想水痘"欺负"孩子，提前接种疫苗

水痘的传染性很强，2~10岁的孩子容易"中招"，常常是一个孩子得了，很快就会传染给其他孩子，所以水痘在冬春季节的幼儿园或学校内容易流行起来。

从发病前1~2天到全部皮疹干燥结痂均有传染性，未得过水痘或未接种过水痘疫苗的儿童被传染率高达90%以上。

"四世同堂"的水痘

引起水痘的是带状疱疹病毒，存在于患儿的血液、疱疹的浆液和口腔分泌物中，主要通过飞沫经呼吸道（咳嗽、喷嚏的飞沫）传染。宝贝接触被带状疱疹病毒污染的衣服、玩具等也可能被传染。也就是说，如果健康的儿童与患水痘的儿童一起玩耍、说话、密切接触，就有被传染的可能。

水痘从出现到消失常常要经历2~3周。最初，孩子会出现发热、倦怠、食欲减退等全身症状，和感冒的症状很像，一般1~2天内发疹。水痘通常首先发于躯干，逐渐到头面部和四肢，呈向心性分布，即躯干多，四肢较少，离躯干越近，症状越严重。

水痘总共要经历斑疹、丘疹、疱疹、结痂四个阶段，起初是红色的斑疹，数小时后变成深红色的丘疹；接下来会变成绿豆大小的水疱，周围有红晕；水疱像水珠，壁薄易破，伴有瘙痒。经2~3天而干燥结痂，最后痂脱而愈，不留疤痕。四个阶段的皮疹可同时见到，俗称"四世同堂"。

隔离的房间更要通风换气

家里的老人常常说得了水痘不能见风，不然会加重水痘，所以给孩子包得严严实实的，不让出门，在家也不开窗。

实际上，水痘的传染性较强，患了水痘后一定要隔离，不要入园或上学，也不要去人员密集的场所，以免传染其他的孩子。但是水痘怕风的说法并没有科学依据，水痘主要是经呼吸道和接触传播，密闭的空间更有利于病毒的传播，因此，孩子居住的房间要通风换气，保持室内空气新鲜，才有利于身体的康复。

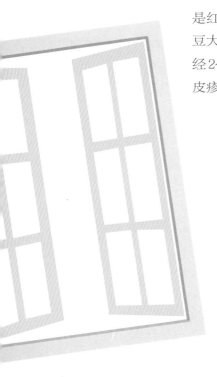

不要抓痒，否则会留瘢

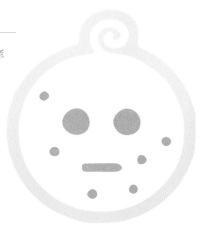

水痘发疹期平均可持续7~10天，孩子是很难忍受这种"痒劲"的，白天还可以控制他抓痒的动作，但是睡觉时，他就会不自觉地用手去抓皮肤的伤口，当伤口糜烂发炎后，就会留下难看的疤痕。父母要做好水痘宝宝的皮肤护理。

● 剪短指甲，保持清洁，告诉孩子不要抓挠水痘。

● 用肥皂或消毒水勤洗手，以减少手上细菌量。

● 外用药物缓解瘙痒，可以选择炉甘石洗剂涂在水痘表面。

● 高热时可服用退热药，如对乙酰氨基酚。

● 衣着宽松，以免压迫伤口引起感染。

此外，家长还要注意观察孩子的表现，留意有无并发症存在。出现以下情况必须立即就医。

● 持续高热不退（败血症）。

● 严重咳嗽（肺炎）。

● 出现耳朵痛（中耳炎）、精神倦怠（肝炎）、精神恍惚（脑炎、脑膜炎）的现象。

提前注射疫苗，给孩子最好的保护

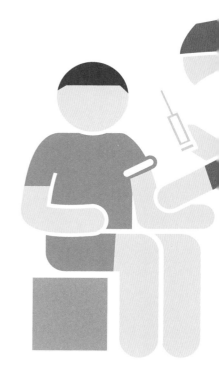

水痘疫苗是一种减毒的活的病毒疫苗。接种水痘疫苗后可以起到很好的预防作用，而且这种作用可以长期存在，1岁以上的宝宝都可以进行注射。20%~25%的儿童注射局部会有暂时、轻微的疼痛、硬结、发红。水痘疫苗必须单独注射，不能与其他疫苗混合在同一针管中注射，并且最好与其他疫苗注射时间隔开。

有妈妈问："傅医生，我小时候就得过水痘，没有什么后遗症啊，有人说让孩子得水痘比打疫苗好，对吗？"

"自然免疫"确实比"疫苗免疫"效果要强，但若孩子得的并非轻症，而是得了水痘肺炎、脑炎，冒着致命风险获得免疫力比起通过安全有效的疫苗获得免疫，家长会选哪种方案呢？

儿科医生
健康公开课

第一讲

第三讲

第二讲

第五讲

家庭营养跟得上，少往医院跑

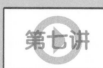

第七讲

第四讲

第六讲

婴儿期：奶是最重要的营养来源

在婴儿期，宝宝最重要的营养来源就是"奶"！无论是母乳、配方奶粉还是二者混合喂养，"奶"几乎可以提供给他们全部的营养。

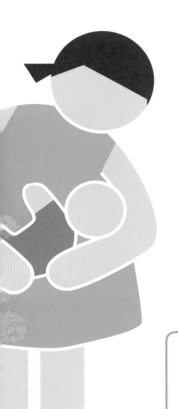

无与伦比的营养

增强宝宝免疫力

母乳中含有的抗体能保护孩子对抗多种疾病和感染，这种保护作用还会一直延续到孩子断奶以后。

创造健康的肠道环境

母乳中的益生元成分为肠道创造健康的环境，促进益生菌生长，同时抑制致病菌（如大肠杆菌等）的生长。

预防过敏症

完全母乳4个月可降低宝宝患湿疹、早期喘息的发生率；完全母乳喂养6个月以上，能降低宝宝发生严重过敏的风险。

6个月前添加辅食

但需要注意：母乳喂养的婴儿，在6~9个月时母乳已不能提供足够的铁和锌，所以一般于6个月左右就要开始逐渐添加强化铁剂的谷物和肉泥了。

无论是母乳喂养还是配方奶粉喂养，开始添加辅食时不要刻意添加低脂的食物，2岁以下婴幼儿（除一些特殊情况，如已经肥胖或存在脂质代谢异常的疾病）不要限制脂肪的摄入，脂肪能促进脑和神经的发育。

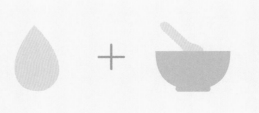

坚持母乳喂养到2岁

　　研究已证实，母乳喂养能明显降低和预防儿童呼吸系统疾病、中耳炎、胃肠道疾病和泌尿系统感染等，降低儿童青春期和成年后发生肥胖、糖尿病的风险。所以，母乳喂养不仅是一种生活方式的选择，实际上更是为孩子健康经营的一份高回报的投资。

　　● 宝宝出生第1周，母乳喂养的重点是让刚出生的宝宝学会如何正确含住乳头，这既可以防止乳头的疼痛、皲裂，还能刺激妈妈泌乳，使奶量逐渐增加。

　　● 出生第2周~2个月是宝宝体重增长和身体发育非常迅速的时期，宝宝对营养的需求量不断增加，母乳喂养需要保证充足的供给。这个阶段母乳喂养逐渐趋于规律，宝宝夜间睡眠时间逐渐延长。

　　● 6个月左右是妈妈准备为宝宝添加辅食和宝宝开始出牙的时期，需要强调的是母乳仍是这个阶段保证宝宝营养的主要来源，建议添加辅食后继续母乳喂养至少到1岁。

世界卫生组织（WHO）和联合国儿童基金会（UNICEF）均推荐母乳喂养到宝宝2岁或2岁以上。

选择全脂奶还是低脂奶？

　　孩子小于12个月，母乳是最好的营养来源，如果母乳不足，可选择强化铁剂的配方奶。

　　孩子12~24个月，选择全脂牛奶，但如果孩子已经超重或肥胖，或有高胆固醇、心脏病家族史的，医生可能建议喝低脂奶。另外，在孩子1岁以后可以继续母乳喂养，喂养时间的长短由妈妈和孩子决定。

　　孩子大于24个月，选择低脂或脱脂牛奶。

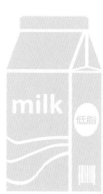

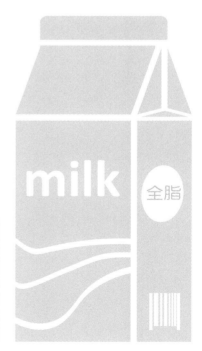

母乳喂养对妈妈好处多

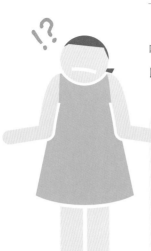

促进产后恢复:哺乳的妈妈产后恢复相对比较迅速,因为哺乳时分泌的催产素能帮助子宫恢复到生产前的大小,并且可以预防产后出血的危险。

缓解焦虑情绪:在催乳素和催产素的双重作用下,哺乳的过程可以给妈妈带来精神上的满足感,减轻产后抑郁、焦虑等情绪。

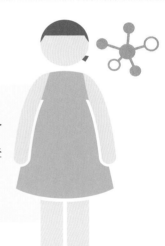

疾病预防:哺乳的女性日后发生乳腺癌和子宫癌的概率会减小,哺乳还能降低得糖尿病、风湿性关节炎、心血管疾病的风险。

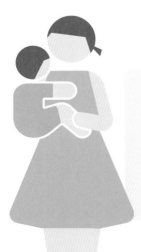

更加了解宝宝:母乳喂养时的近距离接触,妈妈可以更加了解宝宝的身体发育情况以及其他需求,这是妈妈与宝宝之间建立的最早的沟通方式。宝宝饿了是什么表情,吃饱了又是什么表情,这样亲密的沟通方式使了解的过程变得简单而有效。

1岁：拒绝吃饭很正常

很多妈妈发现，宝宝1岁后食欲明显下降，而且开始挑食，一种食物吃上几天就再也不吃了，或者拒绝在吃饭的时间乖乖坐到餐桌前，这些其实都是非常正常的。那为什么孩子的活动量越来越大，吃饭的量没有增多反而减少了呢？

每天保证4.2千焦的热量即可

1岁后孩子生长速度趋于缓慢，实际上不需要很多的食物就能保证他的营养、生长和活动所需，大约每天摄入约4.2千焦（约1千卡）的热量就够了。如果再分成每天的3餐和2顿加餐，每餐需要吃的食物量真的不多。

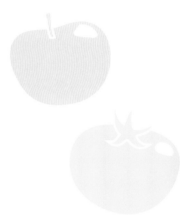

胆固醇或其他类型的脂肪对孩子正常的生长发育非常重要，所以不要刻意限制脂肪的摄入，孩子热量的来源一半应由脂肪类食物提供。如果每日控制在4.2千焦，就不必担心这些脂肪类食物会引起过度喂养或体重增长过快。

常见食物的热量参考表

食物		千焦／100克	食物		千焦／100克
主食	大米	1452	肉类	猪肉（瘦）	1653
	小麦粉	1458		猪肉（肥）	3376
	小米	1511		牛肉	523
	黑米	1427		鸡肉	1628
蔬菜	土豆	323	水产	鱼肉（银鱼）	439
	西红柿	85		虾	351
	黄瓜	65	其他	鸡蛋	554
	黄豆	1631		婴儿配方奶粉	1704
水果	苹果	227			
	草莓	134			
	牛油果	674			
	香蕉	344		母乳	250

1岁的孩子进食习惯没有规律且无法预测

孩子有可能早餐时看见什么都要吃，但当天的其他时间什么都不肯吃了；或者好几天只爱吃一种食物，然后突然再也不吃了；或者前一天还吃得非常好，而接下来的1~2天明显就吃得非常少了。对于1岁左右的孩子来说，这是常见的情况。这个年龄段的孩子，所需的进食量变化很大，且取决于他的活动量、生长速度和代谢情况。那怎样才能保证孩子足够的营养呢？

TIPS

孩子吃得多少，吃得够不够，可以通过生长曲线来监测，建议孩子1岁后每3~6个月体检1次，如果孩子生长曲线都在正常范围内，就说明营养没有问题。

首先，不要为了让孩子吃到足够的食物和保证营养均衡而把吃饭变成你和孩子之间的"斗争"，因为你会发现越是强迫他吃，他越是会拒绝。

准备一些有营养的食物，让孩子自己挑选他想吃的，并且尽你所能不断改变食物的口味和样式（尽量保证食物种类的多样）。

如果他什么都不想吃，尽量保留食物到他感觉饥饿，一定不要在他拒绝进餐后让他吃饼干或甜品来代替，这些零食含有很高的热量，虽然能填饱肚子，却没有充足的营养（比如维生素和矿物质），而且这些口感很好的零食会让孩子对健康食物更加失去兴趣。

总之，如果能够坚持为孩子提供营养全面的食物而且不强迫他去吃，孩子会逐渐接受的。

每天的健康饮食来源于哪些食物？

孩子1岁后，喝水要用杯子，母乳量应逐渐减少，更多的能量获取，来源于以下四组食物：

- 肉类、鱼肉、鸡蛋。
- 牛奶和其他奶制品。
- 水果和蔬菜。
- 谷物、大米、面食类。

1岁以后可以和大人一起进餐，吃大人食物了吗？

孩子1岁后，孩子确实可以吃很多大人的食物了，也就是说可以和大人一起进餐，但有几点需要注意：

不要给孩子吃太咸、太甜、太油或太辣的食物，这些味道重的食物会让他对自然味道的食物失去兴趣，对长期的身体健康带来不良影响。

孩子对太大块的食物有发生呛噎甚至窒息的危险，所以还是要确保你给孩子的食物仍然是泥糊状或易于咀嚼的小块，不要给他吃花生、瓜子、整颗的葡萄、整颗的小西红柿、整根生胡萝卜、肉块、硬糖、棉花糖、整勺的花生酱等食物。孩子吃东西时要在大人的看护下坐着吃，"跑着吃""说着吃"都会增加窒息的危险。

孩子吃大人食物时，还需要家长帮他试一下食物的温度，避免发生烫伤，因为孩子会直接吃下去而不考虑食物烫不烫。

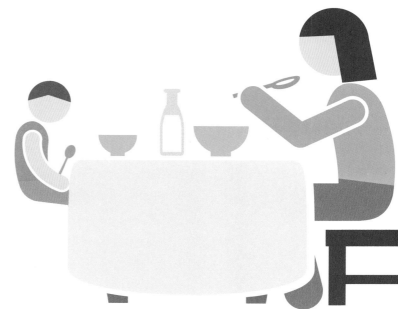

2岁: 培养良好饮食习惯的开始

2岁以后的孩子需要每天3顿正餐和1~2次的加餐，基本可以和大人吃一样的食物了，而且随着他们语言能力和沟通技巧的发展，和家人坐在一起进餐也是培养孩子良好饮食习惯的重要开始。

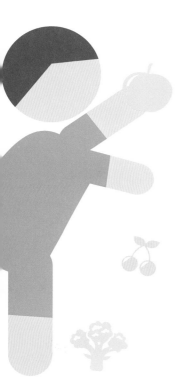

让孩子自己选择食物

孩子每天健康饮食的搭配同样来源于1岁阶段时提到的四组食物，同样没有必要固定每天或每餐的进食量，就像我们之前建议的，家长不必过分紧张孩子拒绝吃某些健康的食物，需要做的就是提供多样的健康食物让他选择。很多时候你会发现，如果让孩子自己选择食物，他们反而会挑选出有营养的食物。

2岁后的孩子进餐开始变得相对"文明"，可以用勺子吃饭，用一只手拿着杯子喝水，孩子自己可以吃很多种类的"手指食物"（finger foods），家长自己做的"手指食物"要软而易于吞咽，不能太硬太大块，例如一小片香蕉，煮熟后切成小块的苹果、南瓜、山药或土豆等。

虽然可以吃很多种类的食物了，但他们咀嚼和吞咽食物的本领还在不断学习中，有时还会大口、整块地吞下食物，特别是在想玩的时候，发生呛噎甚至窒息的风险在这个年龄段仍然非常高，所以要避免进食那些整块吞咽会阻塞气管的食物（与1岁时提到的"危险食物"基本相同）。

2岁后还需要每日补充营养素吗？

对于不能规律晒太阳的孩子每天补充维生素D（400国际单位）也是有必要的，可以预防佝偻病的发生。

多数孩子2岁以后不再需要额外补充营养素，因为他们可以吃很多种营养丰富的食物了。但有几个特殊情况需要注意：

如果孩子很少吃肉，很少吃强化铁剂的谷物和含铁丰富的蔬菜，就需要适当补充铁剂。大量喝不含强化铁剂的牛奶（每天超过900毫升）会影响铁的吸收，导致缺铁；如果每天喝500毫升左右低脂或脱脂的牛奶，不仅能提供骨骼生长足够的钙，还不会影响孩子吃其他食物，特别是含铁的食物。

3岁：为上幼儿园做准备

3岁作为准备上幼儿园的年龄，孩子对进餐应该有一个健康的态度，不仅开始对食物感兴趣，还应该把吃东西作为一种对饥饿的自然反应。孩子不能再把吃或不吃作为反抗的表示，妈妈也不应该再把食物作为奖励或爱的表达方式。

饮食不要太甜、太咸以及太多脂肪

虽然多数这个年龄的孩子会对吃东西比较感兴趣，但仍然有偏好，而且有可能每天都在变，最好的处理办法还是顺其自然，让他们自己选择，只要保证他们选择的食物不要太甜、太咸、太多脂肪就可以了。在孩子尝试一种新的食物时，只要他能接受，少量就可以了，不要坚持让他吃完全不熟悉的食物，否则他会讨厌这种食物。

肥胖是这个年龄段孩子面临的最大问题。不要看电视吃东西，不要吃太多甜食、零食，睡前的1~2小时最好不要吃东西、喝奶。

有营养的一餐也可以很简单

每餐中的营养成分不需要详细制订，有时也不必花费很多时间和精力去准备，有营养的一餐也可以很简单。如一份鸡肉三明治，几片黄瓜或几个小西红柿，一个苹果和一杯牛奶，这样的配餐营养就足够了。不要为了省时间而去外面吃快餐。作为家长，你的任务是保证孩子每餐都有足够的有营养的食物可供选择，如果他很偏食，拒绝吃蔬菜，不要着急，坚持把这些有营养的食物摆在他面前，过不了多久，孩子就会改变主意，尝试这些被他忽略的食物，这个过程正是健康饮食习惯逐渐养成的过程。

4岁以后：就餐礼仪要学会

到了4岁，父母要重点培养孩子形成良好的就餐习惯，同时学会基本的就餐礼仪，比如：不要满嘴食物时和别人交谈，用餐巾而不是用袖子擦嘴，不要隔着别人去拿盘子等。

TIPS

均衡的营养摄入，可以为孩子塑造良好的饮食习惯和喜好；反之，会造成孩子不良的进食习惯，导致营养不良或肥胖。

4~5岁：适度控制高热量食物

4岁以后，孩子已经可以和大人们吃完全一样的食物了，但要限制或不让孩子吃"垃圾食品"。一日三餐尽量在家吃。选择低钠、低脂、低糖的食物，不喝含糖饮料。加入适量糖的奶制品（如低脂或脱脂的牛奶、奶酪或酸奶等）可以适量补充，因为口感好可以促进孩子摄入足够的量以保证骨骼健康，甜食如冰激淋、蛋糕偶尔吃一次没问题，但一定不能每天吃，特别是当你的孩子已经体重超重时。

在解释就餐礼仪时，我们不要批评孩子，做出示范给他们看会更有效，孩子会照着样子去做。

学龄期：鼓励孩子选择健康的食物

对于6~7岁的儿童，更愿意自主选择食物，要鼓励他们选择健康的饮食，保持良好的饮食习惯。对于这个年龄的孩子来说蛋白质的来源选择很多，肉类、豆类、鸡蛋、牛奶等都含有丰富的蛋白质。

注意不要过多摄入碳水化合物、脂肪和盐（主要是钠），虽然身体仍然需要这些，但一定要适量，因为摄入过多会导致体重超重或其他健康问题的出现。

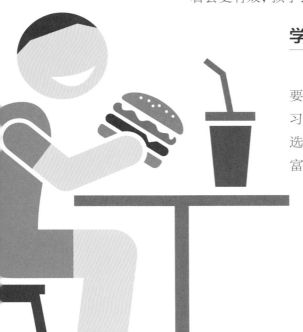

青春期是由儿童逐渐发育成为成人的过渡时期，青春期是继婴儿期后第二个生长发育的高峰期，必须保证充足的营养支持。

青春期：钙需求量猛增

当青春期逐渐接近时，孩子需要更多的热量和钙促进身体的发育，但要避免高热量但营养价值不高的速食或"垃圾食品"。因为青春期骨骼的发育，钙的需求比任何时期都更明显，此时要鼓励孩子喝奶、吃奶制品或其他富含钙的食物。

性别也会决定他们是否需要更多的营养素，比如青春期的女孩比同龄的男孩需要更多的铁，因为需要补充月经丢失的铁；而男孩需要比女孩更多的蛋白质，让自己的身体发育更健壮。

一些孩子特别是青春期女孩，因为开始关注自己的体重和体形，会刻意限制脂肪或碳水化合物的摄入，甚至由于过度关注自身的体重，可能会导致不正常进食或出现其他不健康饮食行为（如厌食），家长应特别注意孩子进食行为的改变，并且争取保证规律的家庭进餐习惯，比如每天晚上全家人一起吃晚饭。

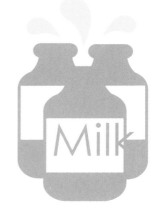

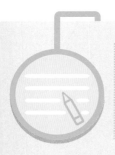

儿童脂肪摄入的比例应比成年人高，特别是在2岁前，不能完全按照成人标准限制所有的脂肪。然而，高脂肪饮食特别是饱和脂肪含量高的食物确实会引起很多健康问题，特别是成年后的心脏疾患，所以要作一定量的限制。

为孩子挑选高营养价值的食物

所谓高营养价值的食物，应该包括较丰富的蛋白质、维生素和矿物质，而相对少地包含热量、脂肪和钠含量。所谓营养均衡，是孩子的饮食中应该包括多种水果和蔬菜、瘦肉、谷物、奶和奶制品。

如何挑选高营养价值的食物进行搭配？

前文提过，孩子1岁以后三餐的饮食应该包含四组食物，即肉类、鱼肉、鸡蛋；牛奶和其他奶制品；水果和蔬菜；谷物、大米、面食类。这四组食物都是高营养价值的食物，如果为孩子准备的每餐都能包含这四组食物，而且如果孩子每样都吃，就能保证营养均衡！

2011年6月2日美国农业部（USDA）发布用"我的餐盘"代替"膳食宝塔"指导每日膳食及营养。我的餐盘更注重食物的多样化和营养均衡，强调食物和饮料要减少饱和脂肪酸，少钠、少盐。

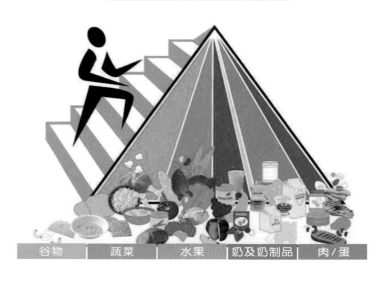

婴幼儿膳食宝塔

谷物　蔬菜　水果　奶及奶制品　肉/蛋

食物搭配举例

"我的餐盘"中每组都包括很多种食物，每次从每组中选择一到两样即可，简单列举一下，帮助家长从中挑选和准备食物。

1. 蛋白类食物包括牛肉、猪肉、家禽肉；鱼肉建议选择含汞低的鱼类，如鲑鱼、鳕鱼、鲶鱼；虾；蛋类。

2. 牛奶、奶酪或其他奶制品。

3. 谷物即复合碳水化合物，包括全麦食品和各种细粮，其中全麦类包括糙米、荞麦、碾碎的干小麦、燕麦等；大米；面食类。

4. 蔬菜包括深绿色蔬菜、红色或橙色蔬菜、含淀粉蔬菜和其他类蔬菜，不同颜色的蔬菜含有的维生素、膳食纤维等营养成分各有不同，家长可以根据这个特点，为孩子选择蔬菜时在一餐中包含一到两样不同颜色的蔬菜。

深绿色蔬菜：包括西蓝花、菠菜、小白菜、甘蓝菜等；

红色或橙色蔬菜：包括南瓜、胡萝卜、红辣椒、红薯、西红柿等；

含淀粉蔬菜：包括玉米、青豆、土豆等；

其他类蔬菜：包括豆芽、菜花、芹菜、黄瓜、茄子、青椒、蘑菇、洋葱、荷兰豆、西葫芦等。

5. 水果可以选择整个新鲜的水果，也可以是果泥、果汁、果干等。新鲜水果最好选择自然成熟的时令水果。

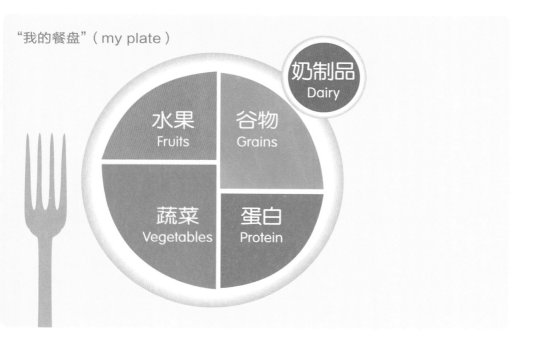

"我的餐盘"（my plate）

奶制品 Dairy

水果 Fruits

谷物 Grains

蔬菜 Vegetables

蛋白 Protein

挑食孩子的营养方案

不管你怎样精心准备食物，不管食物多有营养，如果孩子不吃就都没有意义，可有些孩子偏偏"不买账"，还有些孩子把只吃某种食物或拒绝吃某种食物作为坚持自己权利或意见的一种表达。那该怎样"应付"他们呢？

挑食对于大多数孩子来说都是正常的，孩子不吃时，家长不要愤怒、焦急。

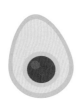

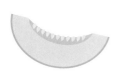

让孩子对吃饭感兴趣

用同等营养价值的食物代替孩子特别拒绝的食物：比如拒绝吃绿色蔬菜，可以用黄色或橙色的蔬菜代替；不爱吃牛肉，用鸡肉、鱼肉或猪肉代替牛肉；用添加奶酪或酸奶代替原味牛奶。

对于孩子不喜欢的食物，不要强迫他吃，但要坚持不断地尝试，比如在准备孩子喜欢吃的食物的同时，也配上一些他之前拒绝吃的食物。把食物做得让孩子感兴趣，比如把食材切成不同的有趣的形状，用蔬菜、水果在盘子上摆出不同图案。

家长要成为培养孩子健康饮食习惯的榜样，按时吃饭，同孩子一起进餐，吃健康的食物。有研究发现，孩子和大人一起进餐时，可以吃较多的蔬菜和水果。

不要整天盯着孩子吃了多少

家长总担心孩子吃得太少，特别是和别人的孩子比较时。其实，孩子饿的时候就会吃，吃饱了就会停，也就是说孩子知道饱饿。而且，孩子每次进食的量、每天吃几顿，与他们的年龄、活动量有关，只要体重和身高都长得好，就说明他们吃得足够了。

这样看来，与其整天盯着孩子吃了多少，不如关注他们吃了什么。这里要再次强调，每餐都要为孩子准备营养均衡的食物，保证孩子每样都吃，如果某一种食物（如蔬菜）有几天没吃或不喜欢吃，并没有关系，但如果你准备的食物中经常缺少某一类食物，就不能保证孩子摄入全面的营养。

如果孩子特别能吃，喜欢吃各种食物，注意要保证热量均衡，不要过量，可以增加的食物主要是蔬菜和水果，低脂或脱脂牛奶；不要增加高钠、高糖、高脂肪的食物，不给孩子喝含糖的饮料。

孩子老爱吃零食怎么办?

当然可以!给孩子吃零食,但零食的选择上,需要大人决定,尤其是针对挑食的孩子。因为孩子喜欢的口味好的零食一般都不是健康的食品。最好用蔬菜、水果、果干等作为小零食或加餐;不要选择高热量低营养的食品,如薯片、甜品、棒棒糖等。其实,如果孩子看不到那些不健康的零食,他们是不会主动要求的。

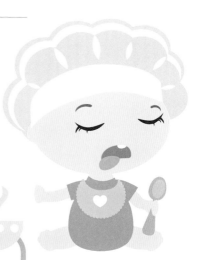

医生的话

妈妈问:
有机食品营养价值会更高吗?

傅医生答:
有机食品含有很少的农药和耐药物的细菌,对于儿童的健康的确有一定的好处,因为他们对这些物质非常敏感,很容易生病。但没有进一步的科学研究证明,有机食品对终生的健康有明确的益处。传统的和有机的食物包含相同的维生素、矿物质、蛋白质、脂肪、抗氧化剂和其他对身体有益的营养物质。而且,有机食品价钱昂贵很多,花同样的钱,每天给孩子吃5种传统的蔬菜和水果,比给他吃1种有机的蔬菜营养要好得多。所以,对比有机食品的安全性和食物营养的均衡性,营养均衡更重要。

父母可以有选择性地挑选有机食物,比如选择苹果、芹菜,因为传统种植的含农药较高,有机种植会相对好一些;而传统种植的洋葱、玉米、菠萝本来就含有很少的农药;有机的牛奶跟普通牛奶相比也没有更好,选择巴氏消毒的奶更重要。

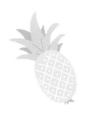

精细喂养并非优质母爱

现在的父母对待孩子非常精细，尤其是在喂养方面：孩子不吃水果就榨汁，不吃蔬菜就剁碎，这导致了很多2~3岁的宝宝，明明到了可以吃固体食物的阶段，一吃瘦肉、青菜就说嚼不动甚至呕吐。这种过于精细化的喂养，耽误了孩子学习咀嚼，会给成长带来许多危害。

TIPS

宝宝2岁后，最后一颗大磨牙长出，他们就有能力咀嚼各种食物了。

吃得太精细，咀嚼能力成问题

"宝贝，今天的菜不合你胃口吗？"幼儿园老师蹲下来问倩倩，倩倩午餐盒里的肉和芹菜几乎没动。倩倩摇摇头说："咬不动。"在社区科普活动中老师反映说，现在像这样的孩子相当多，这些孩子普遍喜欢吃豆腐、炖蛋、茄子、西红柿、软面条等柔软食物，遇到肉块、排骨、芹菜、胡萝卜、苹果等需要咀嚼的食物，就不吃了。

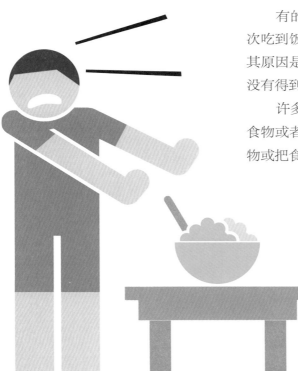

有的孩子因为咀嚼功能差，吃饭特别慢，每次吃到饭凉了还剩小半碗。孩子咀嚼功能差，究其原因是在家时吃得太过精细，孩子的咀嚼能力没有得到有效锻炼。

许多年轻父母怕宝宝喉咙太细，咽不下固体食物或者被食物卡住，喜欢买各种罐装的泥状食物或把食物在料理机里打碎后再喂宝宝。

一位年轻妈妈告诉我，她2岁多的宝宝一直都是吃糊状食物，有些是直接购买的，有些是自己用料理机加工的。她说自己看过一本国外出版的育儿书，那上面告诉家长在2岁前尽量让孩子吃糊状食品。我跟这位妈妈说："吃什么状态的食物必须由孩子的生长节奏决定啊！"

不会咀嚼，牙齿遭殃

咀嚼对孩子至关重要，首先咀嚼对牙齿是一种锻炼，并能使牙齿自洁，可减少牙周病、蛀牙、牙菌斑等口腔疾病的发生率。缺乏咀嚼造成的常见问题：

● 无法促进面部骨骼和肌肉的发育，造成牙齿畸形和骨骼畸形。

● 牙齿软弱，牙齿不齐，易出现龋齿等问题。

● 没有咀嚼就没有唾液消化酶，不利于食物的消化吸收。

● 咀嚼不足使眼肌发育不良，这也是造成近视的一个相关因素。

TIPS

锻炼孩子咀嚼能力，让孩子吃一些块状、粗糙食物的时候，家长要陪伴在身边，密切关注，因为4岁以前孩子的吞咽功能还不完善，需要防止呛咳、误吸。

不要错过咀嚼敏感期

4~10个月之间，孩子正处在咀嚼的敏感期，特别是孩子9个月以后，要培养孩子吃一些粗糙的小块食物；1岁以后，要培养孩子吃一些段状的食物，还有一些软软的干饭，对其咀嚼能力和吞咽能力有好处。

家长如果始终让孩子吃细软的食品，孩子咀嚼肌得不到锻炼，等孩子过了1岁，有了自主意识后，就会拒绝吃需要费力嚼的食物；而咽部得不到锻炼，有的孩子嘴里含着东西不咽，有的孩子则是一吃粗糙的东西就恶心想吐。

维生素D——补钙金钥匙

钙是人体内重要的矿物质，参与骨骼发育、肌肉收缩、神经传导、激素释放等重要生理功能。孩子每日必须获取足量的钙保证骨骼的发育和强壮、增强身体的免疫力等，所以，家长特别关注孩子是否缺钙、是否需要补钙是有必要的！

TIPS

在儿童期从饮食中获取足够的钙，有利于骨骼的矿化，可以降低成年后患骨质疏松症的风险。

钙要食补而非补钙剂

无论是儿童还是成人都需要天天"补钙"，但是我们建议的"补钙"方式，是每天从食物中获取充足的钙，不是补充钙剂产品。

母乳和婴儿配方奶粉含有充足的钙，牛奶和奶制品也含有丰富的钙，还有很多食物都含钙（见下表），因此，孩子很容易从食物中获取足够的钙。另外，含钙的食物中通常也含有较高的磷和镁，这两种矿物质同样对人体非常重要。

富含钙的食物（饮料）

食物或饮料种类	摄入量／毫升	含钙量／毫克
牛奶	240	300
酸奶	180	225
紫甘蓝	120	180
白软干酪	120	70
红豆	120	40

注：奶和奶制品含钙量最高，其次是沙丁鱼、鲑鱼等鱼类的骨头，绿叶蔬菜、豆腐等也都含有钙。另外，摄入过多的盐会导致钙从尿中排出增加，高磷饮食、过多的蛋白摄入反而会降低钙吸收。

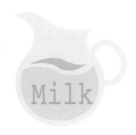
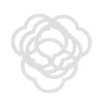

遇到这些情况需要补充钙剂

对牛奶蛋白过敏的婴儿，母乳喂养时，妈妈不能喝牛奶或吃奶制品，哺乳的妈妈需要补充钙剂。

9~18岁的青少年需要更多的钙促进发育，而且需要预防成年后的骨质疏松，这个时期60%的男孩和80%的女孩不能从食物中获得足够的钙，需要钙剂的补充。

儿童存在消化功能异常，如患有慢性结肠炎、乳糜泻等疾病影响钙的吸收，需要额外补充钙剂；儿童存在肝和肾疾病，不能吸收和合成足量的钙，也需要补充钙剂。

需要强调的是，补充钙剂一定要在医生的指导下，按照医生建议的剂量服用，不能自行增大或减少剂量，或随便延长补钙的时间。

下表是关于每日摄入钙的最大量，但不是要求每天必须达到这个量，界定这个最大量（可以说是中毒量）的意义在于指导我们不要服用超过这个量，否则会对身体造成损害。

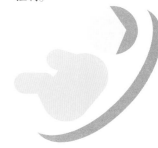

TIPS

新证据表明，摄入充足的钙并结合适当强度的体育运动，不仅可以保证骨骼健康，还有助于血压调节和体重控制。

不同年龄的推荐钙摄入量

年龄	钙摄入量（毫克／天）	维生素 D 摄入量（国际单位／天）	摄入钙最大量（毫克／天）	摄入维生素 D 最大量（国际单位／天）
0~6个月	200	400	1 000	1 000
6~12个月	260	400	1 500	1 500
1~3岁	700	600	2 500	2 500
4~8岁	1 000	600	2 500	3 000
9~18岁	1 300	600	3 000	4 000
19~50岁	1 000	600	2 500	4 000
51~70岁（男）	1 000	600		
51~70岁（女）	1 200	600	2 000	4 000
>71岁	1 200	800		

儿童钙剂的选择

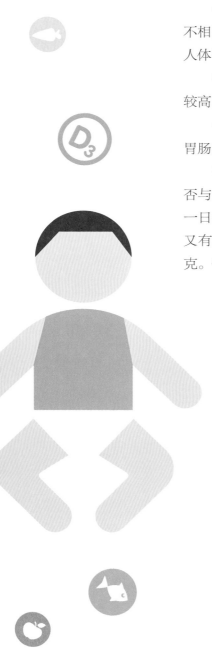

钙剂是由钙与不同的酸根结合形成的化合物，其含钙量各不相同，无论哪种钙剂进入人体都必须离解为钙离子，才能被人体吸收利用，主要有以下几种钙剂。

● 有机钙(如葡萄糖酸钙、乳酸钙、柠檬酸钙等)的溶解度较高，对胃肠的刺激性较小，但含钙量较低。

● 无机钙(碳酸钙、磷酸钙、氯化钙等)的溶解度较低，对胃肠的刺激性较大，但含钙量较高。

碳酸钙与食物一起吃时吸收是最好的。柠檬酸钙无论是否与食物一起服用，吸收都是比较好的。服用钙剂时，可以将一日需要的钙剂总量分为数次服用，既能减轻胃部的不适感，又有助于身体更好地吸收钙，1次服钙量最好不要超过500毫克。钙剂保存常温即可，但要避免潮湿的环境。

补钙过量会影响孩子正常生长

从食物中摄取过多的钙导致不良反应的可能性非常小，这就是我们为什么推荐食物"补钙"的原因。不必要的钙剂补充，会导致体内血钙增高，引起磷、铁、锌等重要矿物质的代谢异常，这些矿物质同样是影响生长发育的重要物质，因此长期过量补充钙剂不仅会影响孩子长高，还可能导致更严重的问题出现：

增加宝宝的口渴感，导致饮水增多，增加肾脏的负担。

增加软组织钙化的风险，如肺和心脏组织，以及其他重要脏器出现钙化，导致这些组织功能减退。

血钙增高会出现易疲劳、恶心呕吐、腹泻、便秘、心律不齐、低血压、肾结石等情况。

钙剂和维生素D的混合制剂会增加身体对钙剂的吸收，但过量服用可能引起高钙血症而导致严重的副作用。除非是在医生的建议下，否则不建议让孩子服用钙和维生素D的混合制剂。

缺钙为什么要补维生素 D？

维生素 D 的重要作用是促进身体对钙的吸收，就是说无论我们补充多少钙，如果没有维生素 D 的帮助，都有可能处于"缺钙"的状态。很多家长错误地以为孩子不补钙会得佝偻病，其实佝偻病的全称是"维生素 D 缺乏性佝偻病"，是由于维生素 D 的缺乏导致钙吸收不良，出现骨软化及骨骼发育异常等情况。

获取足够的维生素 D

维生素 D 可以从食物中获得（占 10%~20%），以及通过皮肤暴露在阳光紫外线下合成（80%~90%）。由于富含维生素 D 的食物相对较少，而且不建议儿童照射阳光时间过长，因此，儿童存在维生素 D 缺乏的可能，这个时候就需要额外补充维生素 D 剂。下面几种情况就需要适量补充维生素 D 剂。

纯母乳和混合喂养的宝宝，出生后 2 周左右，补充维生素 D 剂 400 国际单位 / 日，至少补充到 2 岁；高危儿（早产儿、低出生体重儿、双胎）出生后即补充维生素 D 剂 800~1 000 国际单位 / 日，3 个月后改为 400 国际单位 / 日；配方奶粉喂养的儿童每天摄入不足 1 000 毫升时，需补充维生素 D 剂 400 国际单位 / 日；因皮肤问题不能晒太阳或因环境问题（如雾霾天气）不能经常晒太阳的儿童，建议补充维生素 D 剂 400 国际单位 / 日。

青春期的儿童从食物中不能获得充足的维生素 D 时，需要补充 600 国际单位 / 日。

因患某些特殊疾病导致维生素 D 缺乏的儿童，在医生建议下额外补充维生素 D 剂。

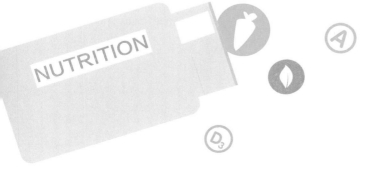

缺铁的孩子爱生病

"我的宝宝今年3岁，检查出来是缺铁性贫血，现遵医嘱正在进行纠正贫血的治疗。听说，缺铁还会影响孩子日后的注意力和智力水平，宝宝会变笨，是这样的吗？缺铁的害处是什么？"婴幼儿缺铁是一个普遍现象，而家长所要做的是注意避开喂养的一些误区，同时尽量减少缺铁给孩子成长带来的不良影响。

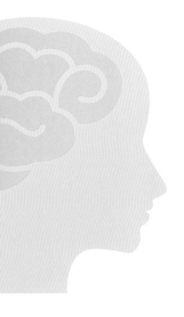

缺铁给孩子造成的影响难以追回

长期铁缺乏会降低婴幼儿的认知能力，即使在补充铁剂后也难以恢复。这样的孩子在成长过程中爱哭、易怒，对新鲜事物反应不灵敏，总有疲乏感，不喜欢长久注意某种事物。由于缺乏注意力和坚持性而被认为有性格障碍和情绪障碍，甚至被认为是多动症。这些孩子在做智能测试时，语言和操作能力都比正常孩子低。所以家长会说"缺铁会让孩子变笨"。

缺铁会让孩子耐力、抗寒力都不佳，长期缺铁影响身体耐力，这是因为缺铁使肌肉中氧化代谢受损的缘故。

缺铁性贫血使得机体在寒冷环境中保持体温的能力受损。此外，缺铁使免疫力和抗感染能力降低，所以要及时纠正宝宝的缺铁性贫血，不要让孩子的成长留下遗憾。

造成孩子缺铁性贫血的主要原因

先天储铁不足：早产、双胞胎、母亲贫血，都会使新生儿储铁减少。

生长发育快：婴儿从出生到1岁，生长发育最快，血容量增加迅速，铁的需求量高，因而生长发育过快的孩子容易缺铁。

饮食中铁缺乏：婴儿出生6个月后，不及时添加辅食，单纯喂母乳很容易缺铁。（患病如慢性腹泻导致不能很好地吸收食物中的铁，而造成缺铁。）

发现贫血的症状需要一个很长的过程，因此，症状轻微常常被忽视，一般发现时常常已经是中度贫血。所以家长一定要有先见之明，在辅食添加时期就注重饮食补铁，防患于未然。

纯母乳喂养的宝宝6个月以后要开始补铁

9~24个月的宝宝是缺性铁贫血的高发年龄，这是因为：

● 胎儿期储备的铁只够婴儿4~6个月发育之用。

● 母乳中铁含量有限，0~6个月婴儿每天需铁量为0.27毫克，7~12个月增至为11毫克，而每升初乳中含铁为0.5~1.0毫克，成熟乳中也仅为0.3~0.9毫克/升。而且妈妈饮食中摄入的铁对母乳影响甚微，6个月以后的母乳已经不能满足宝宝的铁需求。所以，母乳再好，在孩子6个月左右也要添加富含铁的辅食，否则孩子体内会缺铁，引起贫血。

宝宝辅食首选强化铁米粉

随着孩子的成长，应该逐渐补充富含铁的食品。富含铁的食物主要有瘦肉、鱼肉、动物内脏、牡蛎、蔬菜、谷物，植物内的铁虽然含量丰富，但较难吸收。

对于诊断为缺铁性贫血的儿童应该保证饮食多吃一些含铁丰富的食品，再配合吃一些富含维生素C的水果蔬菜，可以促进铁的吸收。选择铁剂进行治疗须在医生建议下补充。服用铁剂治疗的疗程至少6~8周才能达到正常水平，因为治疗的目的除了恢复血红蛋白水平，还要保证孩子体内有足够的铁的储存量。

TIPS

我国《儿童喂养与营养指导技术规范》中指出，建议将强化铁的米粉作为引入婴儿辅食的第一种食物。

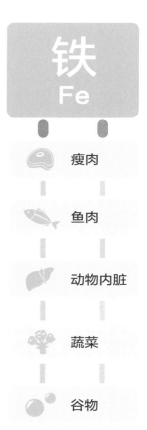

铁
Fe

瘦肉

鱼肉

动物内脏

蔬菜

谷物

医生的话

妈妈问：
给孩子吃各种营养素补剂，还要吃肉吗？

傅医生答：
当然要给孩子吃肉。也有妈妈问过我，吃肉有那么重要吗？其实，肉中的营养远远超过所补的营养补充剂的营养，千万不要认为补充剂能够超越食物。孩子是"喂大"的而非"补大"的！

维生素A，统领孩子视觉发育

维生素A素有"眼睛的守护神"之称，对于幼儿的眼睛视力发育有很大的帮助。幼儿牙齿、骨骼、头发的成长，也需要维生素A的大力帮忙；而细胞的正常运作，维生素A更是功不可没。如果你的宝宝出现了以下症状，小心是缺乏维生素A：夜盲症或干眼症，皮肤干燥，抵抗力下降，发育迟缓，牙齿发育缓慢、不良。

维生素A和维生素D、维生素E、维生素K都是脂溶性维生素，如果孩子存在脂肪的消化、吸收不良，这些维生素就可能很难被吸收。

维生素A的分类

维生素A有两种：一种是视黄醇，存在于动物肝脏、脂肪、乳汁和蛋黄内；另一种为胡萝卜素又称维生素A原，存在于植物中，以 β -胡萝卜素最为重要，黄红色蔬菜如胡萝卜、红薯、南瓜、西红柿、柿子含量最多。

看看你的宝宝缺乏维生素A了吗?

我们都知道，维生素A对于宝宝的视力发育起着至关重要的作用。缺乏维生素A可影响视紫红质的合成，导致暗光下的视力障碍，出现夜盲症或干眼症。除此之外，如果宝宝体内缺乏维生素A，还会导致皮肤干燥、抵抗力下降等问题。另外，维生素A有助于巨噬细胞、T细胞和抗体的产生，增强婴幼儿的免疫力。维生素A对促进婴幼儿骨骼生长同样意义重大，当婴幼儿体内缺乏维生素A时，骨组织将会发生变性，软骨内骨化过程将会放慢或停止，使孩子发育迟缓，牙齿发育缓慢、不良。

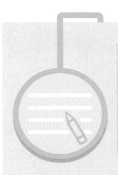

维生素A除了有助于多种眼疾的治疗，还有抗呼吸系统感染的作用，有助于增强免疫系统功能，帮助生病的孩子早日康复，并且能够改善孩子食欲缺乏等问题。

早产儿及时补充维生素A

"我家宝宝是早产儿，现在3个月大，昨天去体检，医生发现宝宝缺乏维生素A，请问孩子为什么会出现这种情况，原因是什么？"

确实，早产儿出现维生素A缺乏的概率是较大的，这是因为：早产儿出生时维生素A贮存不足；出生后由于喂养困难等原因导致维生素A摄入不足；早产儿产妇的母乳中维生素A含量不足，且母乳较少；所以纯母乳喂养的早产儿要额外补充维生素A。

非早产儿喂养不当也会造成维生素A缺乏，长期只用米粉、面糊、稀饭等碳水化合物类食品喂养婴儿，而不添加蛋白质类及蔬菜类食材，则可造成维生素A缺乏。孩子患有一些慢性疾病，可导致维生素A的吸收、利用障碍或排出过多，而发生维生素A缺乏现象，如长期腹泻、慢性肝炎、先天性胆道闭锁和甲状腺功能低下、糖尿病等。孩子体内缺乏微量元素锌，亦可使维生素A尚未利用即被排出体外而导致维生素A缺乏。

医生的话

妈妈问：
如果营养补充剂中含维生素A和维生素D，长时间服用会不会导致维生素AD过量中毒？

傅医生答：
对此问题，在国际上，对于维生素中毒是这样定义的：婴幼儿一次摄入剂量100000微克（约33万国际单位）可发生急性中毒，而慢性中毒的剂量为每日摄入维生素A 15000~30000微克（5~10万国际单位），连续服用6个月以上。从这些数字中我们不难看出，维生素A的中毒剂量是日常推荐剂量的几十倍甚至上百倍。而我们日常为孩子补充的维生素A制剂时，任何能用的维生素AD滴剂中，维生素A的每日摄入量为1500~2000国际单位，并不会造成维生素AD中毒。

母乳、婴儿配方奶和牛奶都是优质的维生素A来源。

妈妈的乳汁是最好的来源

根据文献报道，母乳中维生素A的含量为40~70微克视黄醇当量/分升，胡萝卜素含量为20~40微克视黄醇当量/分升。按母乳维生素A含量50微克视黄醇当量/分升，婴儿如果每天平均吃母乳750~800毫升，婴儿维生素A的摄入量为375~400微克视黄醇当量/日。

因此，纯母乳喂养的宝宝从母乳中能够获得足够的维生素A。所以6个月内母乳喂养的足月儿不会缺乏维生素A，不需要额外补充。

对于喝配方奶的宝宝，不同品牌和阶段的配方奶中，都考虑到了宝宝正常发育所需营养，尽量接近母乳成分，所以一般也是能够满足的。

宝宝6个月左右开始添加辅食，可在辅食中添入一些富含维生素A的食物，这样才能够获取足够其生长发育所需的维生素A的量。

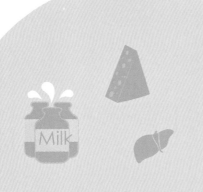

富含维生素A的食物

● 动物性食物：牛奶及奶制品、动物肝脏。

● 植物性食物（富含β-胡萝卜素，进入体内能转化为维生素A）：胡萝卜、南瓜、红椒、红薯等橙红色蔬菜以及生菜、冬瓜和其他深绿色蔬菜。

辅食添加与过敏宝宝的营养问题

晶晶6个月了，妈妈为她准备了苹果泥，一勺一勺喂给她吃，晶晶刚开始挺有兴趣，吃了一口，但很快就开始用舌头把果泥全部抵出来。然后只要妈妈一举起勺子，宝贝就开始把头朝向别处，还玩起手指来。接下来，再怎么尝试，都没办法喂进苹果泥。妈妈怀疑晶晶是不是特别排斥苹果泥。

辅食添加时机，宝宝说了算

每个宝宝的自身发展速度决定他们添加辅食的时机！这个时机包括：

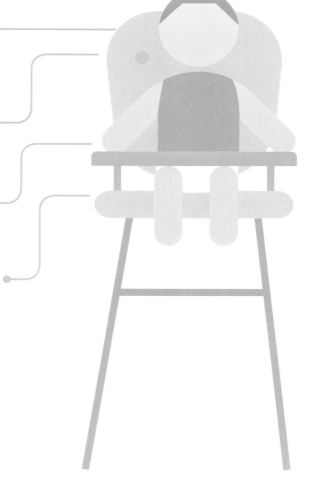

体重达标： 宝宝体重是出生体重的2倍多，同时至少达到5.9千克。

头能长时间竖起： 通常3~4月龄宝宝可以完成。

在餐椅上坐稳： 宝宝通常在6个月能学会独坐。

开始对食物感兴趣： 当大人在宝宝面前吃东西时，他会紧紧地盯着甚至同时张开嘴巴，流口水；当食物放到宝宝嘴边时他会主动张开嘴巴；宝宝能将用勺子喂进嘴里的食物吞下去。并非要满足上述所有条件才能添加辅食，只要孩子满足大部分的标准，就可以尝试添加。

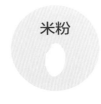

米粉

果泥

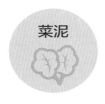

菜泥

肉泥

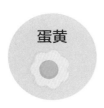

蛋黄

鱼泥

添加辅食先吃什么，再吃什么？

1岁之内，宝宝的主要营养来源是母乳，而不是辅食。其实给宝宝添加辅食的目的，不仅是为了补充营养，更在于训练宝宝习惯另外一种进食方式。最初添加辅食，都是一天仅仅喂一小勺单一食品，妈妈观察宝宝是否接受、是否过敏。如果宝宝拒绝，就马上停止，等一段时间后再试。如果宝宝接受此类食物而且不过敏，这样少量单一地添加几天之后，就可以开始尝试少量地添加另外一种食物。

大多数健康的宝宝其实无所谓哪种辅食作为首选，而且没有证据证明先添加哪种食物会对宝宝的发育特别有益。

初次添加辅食的量和性状： 从一勺的量（约5毫升）开始，可以更少；呈糊状。

第一次尝试可能会失败，很正常！

第一次给宝宝吃辅食，从半勺浆糊状的糊糊开始，一边愉快地说着"宝宝来尝一下"，一边慢慢把食物放到宝宝嘴边。一开始宝宝可能看上去很迷惑，抽鼻子，把食物弄得满嘴满鼻子都是，甚至会拒绝，这些表现都很正常，家长不要担心、不要着急。如果宝宝拒绝吃并把脸转到一边甚至开始哭闹，你就要停下来不要再尝试了，并寻找原因。

让第一次尝试容易成功的方法：

开始先喂给宝宝少量的母乳或配方奶，然后跟着喂少量的辅食，最后用母乳或配方奶把宝宝喂饱。

每次只添加一种新的辅食，观察3~5天，如果没有出现食物过敏或不耐受的情况，才可以添加另一种新的食物。

添加辅食的量要逐渐增加，如果出现稀便、水样便或黏液便，可能是肠道的负担过重了，要减少辅食的量，并且减慢添加新食物的速度。

在添加辅食几个月后（大约9个月以后），宝宝的每日饮食中除了母乳或配方奶，就应包括多种食物了。

自制辅食和辅食商品哪个更好？

这个问题真的没有标准答案，美国儿科学会倡导在发达国家的辅食添加从强化铁剂的米粉（市售）开始，然后喂捣烂的水果和蔬菜，接着就是各种类型的辅食罐头。

较之自制的食品，辅食罐头更利于消化，特别是肉泥；在家自制的新鲜食物如果吃不完需要保存，更容易被细菌污染。婴儿辅食罐头里的添加剂大多数是维生素类，不容易引起过敏反应，而且能去除食物（比如南瓜、胡萝卜等）本身含有的亚硝酸盐，更利于吸收。

辅食添加的过程可以培养孩子良好的饮食习惯，比如培养孩子和大人一起进餐，避免养成吃饭时看电视的坏习惯。

宝宝添加辅食时过敏了！

每一个宝宝都是家长的"心头肉"，见到宝宝对食物过敏，这也不能吃，那也不能碰，难免会担心长期规避过敏食物让宝贝圆圆的小脸日渐消瘦。那么哪些宝宝容易出现过敏呢？

有家族史的"高过敏风险宝宝"，即一级亲属（父母或兄弟姐妹）中至少有一人患有明确的过敏性疾病（"高过敏风险宝宝"出现的过敏症状往往比没有家族史的宝宝重）；新生儿期接触牛奶蛋白；剖宫产比顺产的宝宝更易患过敏性疾病；1岁以前应用过抗生素；处于疾病状态的。

此外制作食物的方式、喂给孩子食物的量以及食物在肠道内吸收的多少都可能引发过敏。例如，多数对鸡蛋过敏的孩子能够耐受蛋糕中经过高温变性的鸡蛋，而不能耐受炒蛋。

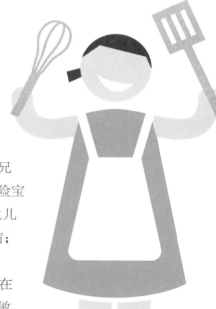

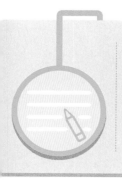

最常见的引起过敏的食物有：牛奶、鸡蛋、小麦、黄豆、花生等坚果、带壳的海鲜；最不常引发过敏的食物包括：米粉、煮熟的水果、蔬菜、肉类。

儿科医生
健康公开课

第一讲

第二讲

第三讲

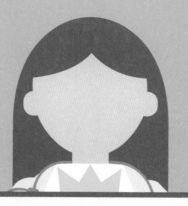

第六讲

从头到脚，
说说宝宝的日常护理

第五讲

第七讲

第四讲

眼睛红红，不要擅自用眼药水

　　结膜炎在儿童中发病很常见，如果发现孩子的白眼球部分和下眼皮里面红红的，有充血的表现，眼睛有痛痒的感觉，伴随流泪和有分泌物，他很可能得了结膜炎。结膜炎（就是我们常说的红眼病）多数由细菌感染引起，但也可能由其他原因引起，如化学刺激物、过敏反应或其他眼部疾病。

经阴道分娩的新生儿因为接触产道内的细菌可能会引起眼部感染，因此刚出生的新生儿在产房时都需要用抗生素眼药膏或者眼药水，用以预防严重的眼部并发症。

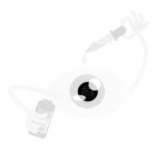

医生诊断后再用药

　　引起结膜炎的原因有多种。一般感染性结膜炎持续7~10天，由细菌感染引起的结膜炎，较难判断，需要用抗生素眼药水、眼药膏，其他原因引起的结膜炎不需要用抗生素眼药水。

　　家长不要给孩子滴之前用过的眼药水或别的孩子使用的眼药水自行治疗，应及时就医诊断后再用药。感染性结膜炎传染性很强，给孩子滴眼药水或涂眼药膏时，尽量不要让眼药水瓶的瓶口直接接触孩子眼睛受感染的区域或分泌物，在滴眼药水前后都应洗手。

正确使用眼药水和眼药膏

　　父母先仔细洗手，然后清洁孩子的眼部，从鼻侧向外擦拭，两眼不要用同一块毛巾；眼睛有分泌物或干痂，毛巾要充分阴湿后再擦拭，然后再次洗手。让孩子仰卧或者面朝上，头夹在你的两腿之间，可在孩子的肩部放一个枕头或颈部垫一块卷好的毛巾，方便用药。

　　冰箱里的眼药水拿出来后，用双手掌揉搓使药水变暖，有的眼药水用之前需要摇晃。告诉孩子睁眼向一侧看，眼药水有可能会进到鼻子里，把拿药瓶的手腕放到孩子的前额部位，瓶口距离眼睛2~3厘米，把药滴到靠近下眼睑但远离鼻泪管（鼻泪管在眼睛下方的内眼角处）的位置。使用眼药膏时也是这种方法，最后转一下药管可以让药膏易于脱落。让孩子闭眼或眨眼1分钟，再用干净的纸巾或毛巾擦掉眼泪或多余的流出来的药。擦掉留在药管口的药膏；再次洗手，记录给药的时间。

警惕总是泪汪汪的眼睛

　　刚出生的宝宝哭时是没有眼泪的，到将近1个月时才开始产生眼泪，眼泪通过鼻泪管排出，这就是为什么宝宝哭时会有鼻涕流出的原因，但鼻泪管在出生的时候很细很容易堵塞，大约每100个新生儿中就有2个鼻泪管会发生堵塞，眼泪不能正常排出时就会出现一天到晚泪汪汪的样子。

鼻泪管堵塞有哪些症状呢？

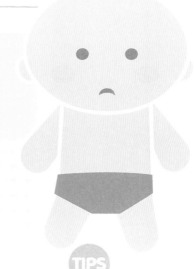

　　眼睑水肿，即使不哭的时候眼睛也泪汪汪的，脸颊上常有流出来的眼泪（但眼睛不红，眼睑不肿）。

　　鼻泪管堵塞引起泪囊炎时，会产生很多黏液性分泌物，如果发生细菌感染，则会有大量脓性分泌物。

鼻泪管堵塞采用抗生素治疗

　　大多数堵塞的泪囊管不需要治疗，在孩子1岁左右会自然缓解。但堵塞的鼻泪管很容易感染，如果出现很多脓性分泌物或眼睑被分泌物粘住，提示已经出现感染，要及时用温水和湿棉球清理眼睑上的脓性分泌物，同时需要用抗生素眼药水，滴眼药水前必须先将脓性分泌物清除掉，否则效果不好。

　　鼻泪管按摩法：按摩的目的是将鼻泪管里的分泌物挤出，按摩可以用棉棒或手指进行，要小心轻柔，从眼睛的内眼角向上按压，一天做2次即可。

TIPS

宝宝感冒时，由于鼻塞流鼻涕，也经常会堵塞鼻泪管，引起相似的症状，除了之前提到的按摩、滴眼药水等护理外，还要保持鼻腔通畅，可以用生理盐水喷鼻。

看不清，看不清——近视眼

近视眼是眼睛的聚焦出现了问题，由于在视网膜之前集合成焦点，导致视网膜上形成了不清楚的像，因此看远处的事物看不清楚，远视力降低，但近视力尚正常，也就是说近视眼只能看近不能看远。青少年学生近视比例不断增高，提醒家长要更加关注孩子的用眼习惯。

可能出现近视问题了

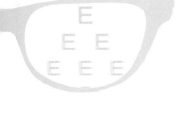

看不清远处的事物；经常出现头痛；不停地揉眼睛；斜着眼睛视物；不明原因地看不清黑板。

近视眼一定要佩戴眼镜吗

有一个10岁的孩子，从来没有检查过眼睛，爸爸妈妈都忙，直到孩子说看不清黑板了，才带来医院看，300度近视，没办法，只能戴眼镜。家长这才着急了，中医按摩行不行？ OK镜行不行？ 只要能不戴眼镜，花多少钱都愿意。为什么不早一点带孩子来检查一下呢？

佩戴眼镜是最常用的治疗方法。正确佩戴适当度数的凹透镜可恢复眼睛的调节能力，缓解视疲劳，预防或矫正斜视或弱视。一些儿童特别是青少年并不喜欢戴眼镜，更愿意选择隐形眼镜，隐形眼镜也有很好的治疗效果，副作用很少，但仍然有一些注意事项，比如有严重过敏或频繁眼部感染的人就不适合佩戴隐形眼镜，此外，隐形眼镜的清洁问题也需重视。

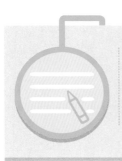

鉴于中国儿童近视发生率之高为全球之最，我们建议学龄儿童最少每年进行一次眼科检查。对于近视严重或者进展迅速的孩子，检查周期还应缩短到每半年或者每三个月一次。

什么时候需要进行视力检查？

视力检查能及时发现视力问题，一般在儿童每次的健康体检时都要进行。

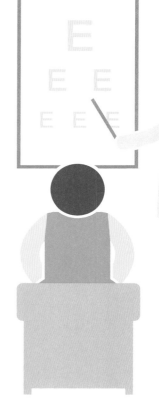

新生儿期	需要在新生儿出院前检查眼球、眼睑、瞳孔的发育缺陷，以及是否存在眼部感染、白内障等疾病，特别是早产儿吸入氧气较长时间的，有先天性疾病的新生儿更应尽早检查。
满6个月	每次健康体检都要进行眼部疾病、视力发育检查，必要时进行光学检查。
1~2岁	摄影验光筛查可从这个年龄段开始，筛查可能存在的眼部疾患。
3~4岁	需要进行眼睛和视力筛查。
5岁以后	每年都要进行视力检查。

爸爸妈妈近视，孩子一定会近视吗？

有家长问我："傅医生，我从初中开始近视，眼镜度数500度，我先生近视400度，我们的儿子出生刚3个多月，以后会不会也近视啊？"虽然我们说遗传在近视的发生中有一定的关系，尤其是学龄前阶段，但其遗传规律并不明显，父母在儿童时期出现视力问题的时间，很有可能他们的宝宝在那个年龄段也会出现视力问题，要特别关注，以实现早发现早治疗的目标。

医生的话

妈妈问：
我家孩子3岁，能给他看电视、看iPad么？

傅医生答：
可以。电视、电脑、iPad等电子产品作为新型媒体和教育工具，已经是现代生活中不可分割的一部分。完全摈弃这些教育工具，没有必要而且也不太容易。家长们注意控制好使用时间，每天不超过15~20分钟。

孩子爱揪耳朵，可能是中耳炎

幼儿感冒后很容易发生耳部感染，因为咽鼓管连接着耳和咽喉，宝宝的咽鼓管非常狭窄，感冒后很容易堵塞而发炎，产生的液体积聚在骨膜后可引起细菌繁殖。中耳炎的高发年龄在6个月~2岁，一般感冒第三天前后是中耳炎的高发时期。

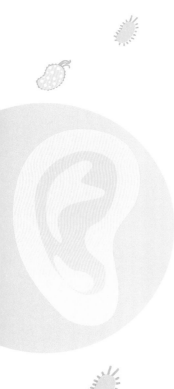

揪耳朵伴有发热要就医

宝宝对世界充满了好奇，包括自己的身体，有的孩子会经常揪自己的耳朵玩，觉得这是很有意思的游戏，这是孩子的正常表现。但是如果孩子总是揪一边的耳朵，神情难受，哭闹不安，并伴有发热、感冒、呕吐等症状，那说明孩子的耳朵内部可能出现了感染。耳朵内部的感染医学上叫"中耳炎"，症状包括：

- 揪拽耳朵，听力受损。
- 孩子特别容易在平躺或喂奶时哭闹，食欲减退。
- 发热，烦躁易怒，头痛。
- 有液体（清亮的、黄色的脓或血水）从耳朵里流出来并伴有一些恶臭味。

出现以上问题，一定要及时带孩子去医院检查治疗。

改变不良习惯

宝宝得中耳炎常常跟家长们的生活习惯和喂养习惯有关，所以还得从改变一些不良的生活习惯着手。

避免孩子吸二手烟，身处吸烟的环境会让孩子容易患病，中耳炎也不例外。按时接种疫苗，除了可以预防肺炎、脑炎等疾病，也可以减少中耳炎的发生，特别是肺炎疫苗和流感疫苗。在宝宝1岁前坚持母乳喂养，并注意喂养姿势，母乳中的很多成分可以增强孩子的免疫力，减少病毒或细菌感染的机会；勤洗手可以预防病菌感染。但1岁后仍然用安抚奶嘴可能会增加患中耳炎的机会。

请温柔地清理宝宝的耳朵

宝宝柔弱的耳朵不需要经常清理，只有在耳垢过多，可能堵塞耳道或变干变硬不能自行排出的时候，才需要清理。清理时先洗净双手，用湿布将宝宝外耳道（耳洞之外的部分）擦拭干净；用干净的棉花棒插入宝宝耳朵不超过1厘米处，轻轻旋转，即可吸干黏液、清除耳垢。

宝宝并不喜欢别人在其耳朵做过多的动作，他们会焦躁地扭动头部，或干脆不配合甚至哭闹来表示拒绝，这会让妈妈误伤宝宝耳膜。因此，最好带宝宝去医院请耳鼻喉科医生帮助处理，切勿在家强行给宝宝清理耳朵。

中耳炎治疗不一定依赖抗生素

越来越多的研究发现，儿童患中耳炎后不给予抗生素治疗同给予抗生素治疗一样，大约10天痊愈，所以越来越多的儿科医生选择不依赖抗生素治疗中耳炎。但对婴儿、免疫力差或严重的中耳炎患者还是要应用抗生素治疗。

关于中耳置管（通过手术在耳内放置一个小引流管，用来引流液体）也越来越不被主张过早或过于积极地用于治疗中耳炎，因为会增加损伤鼓膜的风险，中耳置管只用在反复感染导致反复听力损害的儿童。

如果中耳炎导致鼓膜穿孔，会有脓或浑浊的液体从耳朵里流出而且疼痛突然减轻。如果是鼓膜穿孔了，家长不要过于恐慌，擦掉流出来的液体，不要用棉球堵住耳朵，因为流不出去的脓会让孩子感觉不舒服甚至引起耳道的感染，此时应该及时就医，在医生指导下应用抗生素控制感染。

冰敷可止痛

解热镇痛药物如对乙酰氨基酚（泰诺林）或布洛芬（美林）可以退热和缓解耳痛。用冰袋或冷的湿毛巾敷在耳郭上大约20分钟，可以在止疼药起效前起到很好的止疼效果，但有的孩子会感觉热敷更舒服些，所以要因人而异。

牙是健康之门，别让龋齿有机可乘

碰到牙医同事，她会跟我说这样一些病例：一个满嘴"豆豉牙"（龋齿）的小男孩刚坐上诊疗椅，就"哇哇"哭叫，医生好不容易才完成部分治疗；一个12岁的小学生，因为牙齿排列不整，在妈妈几个月的"威逼利诱"下才肯来看牙医。结果，医生发现他不仅牙齿排列不整，还有好几颗牙齿龋坏严重……

TIPS

如果孩子出现恒牙松动，请及时就医；恒牙掉落的话一定要用自来水清洗，不要碰到牙根，马上放在牛奶里，尽快带着孩子去牙医那里重新种植牙齿。

哪里来的龋齿？

龋齿是儿童最常见的牙齿问题，也叫"蛀牙""牙虫"，造成龋齿主要有两方面原因。

一方面，宝宝口腔内不洁净，大量的食物残渣存留在齿缝间和沟裂中，细菌滋生，产生牙菌斑，或宝宝食物中含糖量过高，在口腔内形成大量的乳酸，逐渐破坏牙齿结构，发生龋齿。

另一方面，宝宝营养不良，或有佝偻病、维生素D缺乏等病症，造成宝宝牙齿缺乏钙质，被口腔内乳酸侵蚀也会形成龋齿。

乳牙迟早会脱落，不需要额外护理？

不少家长认为，乳牙迟早是要换的，所以宝宝有龋齿也无所谓。实际上，乳牙龋齿如果不治疗，会有许多危害。如果乳牙被腐蚀或已形成龋齿，即使乳牙脱落，细菌也会存留在间隙里，在恒牙完全长出之前会加速龋齿形成。牙齿被蛀，残缺不全，还会使孩子的发音受到影响，有可能因此遭到小朋友的嘲笑，使自尊心受挫，导致孩子不肯张嘴说话。

所以日常的口腔保健应在出牙前就开始，用一小块潮湿的纱布轻轻擦拭牙龈，另外不要让宝宝含着奶瓶睡。2~3岁孩子学会刷牙且不会吞咽牙膏时，每次用约黄豆大小含氟的牙膏来刷牙。

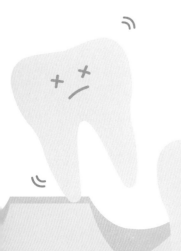

出牙之前就做口腔护理

在宝宝出牙之前，妈妈就要为宝宝做口腔护理。早晨及晚上临睡前，在食指上缠上干净的纱布，蘸清水清洁牙齿及牙龈，有利于保持乳牙清洁，按摩牙龈也可促进牙齿萌出。

宝宝长第一颗乳牙至1岁半时，正处于用嘴巴来感知世界的时期，什么都喜欢塞到嘴里咬一咬。要防止宝宝把危险的东西放入口中，避免这些东西损坏宝宝娇嫩的乳牙，影响宝宝健康。

1岁半至3岁养成刷牙习惯

1岁半的宝宝已经会站立了，家长可以挑选软毛的幼儿专用牙刷、漱口杯、口味牙膏等，开始培养宝宝的刷牙习惯，家长可以通过唱歌、游戏的方式和宝宝互动，让宝宝慢慢产生"刷牙是一件很有意思的事儿"的印象。

3~6岁独立刷牙

这个年龄段的孩子，已经可以自己刷牙啦，但仍需大人的帮助。刚开始的时候，家长可以有意地让孩子观察大人的刷牙动作，让宝宝产生兴趣并掌握正确的刷牙方法。千万不要为了刷牙弄得宝宝又哭又闹，这样虽然刷干净了牙齿，却让宝宝习惯性排斥刷牙，得不偿失。

根据《中国居民口腔健康指南》建议，婴幼儿在第一颗乳牙萌出后6个月内，由家长带去医院检查牙齿，此后每半年一次。

3岁以后的宝宝有很强的模仿性，可以通过给宝宝看类似的绘本、动画，帮助宝宝培养刷牙的习惯。

医生的话

妈妈问：

舌系带短，剪还是不剪？

傅医生答：

舌系带过短时伸出舌头舌尖呈"W"型，会影响舌头的活动，以下情况需手术：1岁以内因舌系带过短引起喂养困难，不能正常吸吮妈妈乳房；1~2岁由于舌的尖端不能达到足够的高度出现某些发音异常，如t, d, z, s, th, n, l；因舌系带短被取笑，或无法用舌头把食物从牙齿上清除而被小朋友们取笑等影响孩子心理健康。

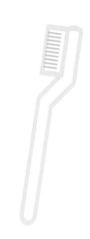

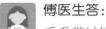

睡觉经常打呼噜，要检查扁桃体和腺样体

引起宝宝打呼噜的原因，除了感冒、肥胖、睡姿不正确之外，扁桃体肿大和腺样体肥大也是重要原因。

了解扁桃体和腺样体

扁桃体是位于咽喉的一对扁卵圆形的粉红色的组织，腺样体是和扁桃体很相似的组织，位于悬雍垂上面鼻子后面，它们都是人体防御感染的免疫器官。

家长对扁桃体比较了解，孩子发热时，有经验的父母会先检查扁桃体是否红肿。有些孩子扁桃体过于肥大，以致两侧扁桃体几乎相碰，堵满咽腔，造成呼吸不畅，一到睡眠时就会张口呼吸，发出呼噜声。此外，扁桃体是免疫器官，当机体反应性失调，抵抗力降低时，也会使扁桃体发炎、肿大。

但是，对腺样体肥大的孩子，查体时往往看不到，很难判断，有的孩子出生时腺样体就偏大，有的孩子会在感冒或其他感染时暂时出现腺样体肿大，但持续的腺样体肥大会引发很多问题，如反复的中耳炎、鼻窦炎、面部发育异常等，需要关注。

腺样体肥大的典型症状

- 多数时间用嘴呼吸而不是用鼻子呼吸。
- 说话时因为鼻塞发鼻音。
- 白天呼吸时不通畅，呼吸时常有响声。
- 晚上睡觉时打呼噜。

扁桃体和腺样体同时肿大的情况

除了扁桃体炎和腺样体肥大的症状，如果孩子出现下面的伴随症状，提示可能存在扁桃体和腺样体同时肿大的情况：

夜间睡眠打鼾期间会有短暂的呼吸暂停或突然出现很大声的呼吸，即睡眠呼吸暂停；睡眠中憋气或喘大气；吞咽食物困难，特别是吞咽固体食物时；在没有扁桃体急性炎症时，仍然出现持续的声音嘶哑。

反复扁桃体炎和腺样体肥大需要手术摘除吗？

由于扁桃体和腺样体的免疫功能，医生对于手术摘除它们越来越谨慎。如果出现前面提到的各种症状，持续数周以上没有明显改善，要咨询医生，目前推荐手术摘除的指征包括：

扁桃体或腺样体肿大引起呼吸困难表现，包括睡眠呼吸暂停；严重肿大的扁桃体引起孩子明显的吞咽困难；腺样体肥大引起呼吸不畅，说话声音明显改变，甚至影响孩子正常的面部发育；引起反复的中耳炎或鼻窦炎；每年都有很多次（至少3次）严重的扁桃体发炎；下颌部位肿大明显的淋巴结持续6个月以上，抗生素治疗无效。

打呼噜危害大，确定病因最重要

打呼噜会使孩子睡眠质量下降，生长缓慢，影响骨骼发育，还会影响学习能力，对孩子的危害要比成人大。在打鼾时由于鼻咽部阻塞、张口呼吸，上下牙齿咬合不正常，久而久之，可导致面部畸形发育，造成牙齿排列不齐、上颌骨变长等"腺样体面容"，影响孩子将来的容貌。

排查孩子打呼噜的原因，我建议父母要去大医院或者专业水平较高的儿童医院，一定要经过专业医生系统的检查，以免病因不明，错过治疗时机。尤其是女孩子，因为打呼噜导致容貌变化，会给孩子留下终身遗憾。

TIPS

宝宝睡觉打呼噜分为连续性的和非连续性的。如果孩子翻个身便不再打呼噜，则属于非连续性的，是正常现象。

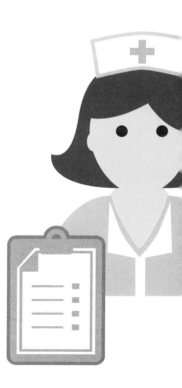

夜里哭醒说腿疼，可能是生长痛

在门诊，儿科医生经常会碰到父母带孩子看腿疼，小孩表现为夜间无缘无故地喊腿疼，而且常常痛醒，至第二天清晨，症状又消失，做检查各项指标也都正常。对于3~12岁这个年龄段的孩子，如果查体后没有发现任何检查异常和病理体征，很有可能是孩子出现了"生长痛"。

容易吓到父母的疼痛

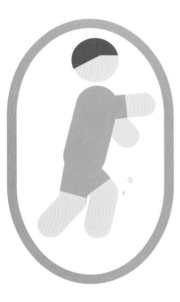

生长痛的特点就是在睡觉时出现腿疼或胳膊疼，或熟睡后1~2小时因为肢体疼痛而醒来，一边哭一边委屈地告诉父母"好疼好疼"，第一次遭遇"生长痛"时，不明原因的父母往往会被孩子"吓到"。

● 通常在睡眠中发生，无论晚上还是午间，可能因疼痛而醒来。

● 疼痛常常是双腿疼痛，小腿肚、大腿、膝盖窝（很少有单侧腿或者上肢疼痛的）。

● 疼痛症状持续不超过30分钟，极少会超过1小时。

● 疼痛是肌肉痛（常常是大腿或小腿深部），一般不是关节疼痛。

● 疼痛发作之间有数天、数周甚至数月的缓解期，绝不是每日发作。

● 没有其他骨关节疾病的表现或检查异常。

● 疼痛与肢体活动无关，但是疲劳、不良姿势、过度使用可能是诱因。

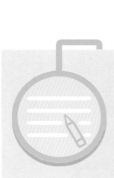

在临床实践中，3~6岁及8~12岁的孩子发生生长痛的情况较多见，其中尤以3~6岁居多。但其他年龄段的孩子也会在一定程度上出现生长痛。

春天最容易出现生长痛？

　　虽然春天是公认的长个子的季节，但生长痛却与季节性无关。生长痛在一年四季中均可出现，并没有出现某个季节发病特别普遍的情况。如果发现孩子在春夏两季容易出现生长痛，可能与这个季节孩子在外活动过多有关，如果孩子在冬季依然保持着较高的运动强度，生长痛同样容易发生。

不需要治疗，提醒孩子适当休息

　　生长痛属于肌肉性疼痛，一般不需要治疗。引起生长痛的原因并不清楚，专家认为骨骼生长不是原因，因为即使在青春期生长高峰时，生长也是平缓的，不至于引起疼痛。

　　生长痛常在剧烈运动后出现，运动时不会觉得疼，肌肉放松下来之后才出现疼痛。在剧烈活动过程中，适时提醒孩子中途休息一下；让孩子参加不同类型的体育锻炼和活动，锻炼不同的肌肉群，防止因为只进行一种运动而过度牵拉同一组肌肉。

　　睡前洗温水澡可以放松肌肉，减轻疼痛。按摩孩子疼痛的肢体，可以让他们舒服和放松。对乙酰氨基酚或布洛芬也能缓解疼痛。

什么样的生长痛要看医生？

- 严重的疼痛。
- 肢体肿胀通过积极的措施（包括休息、冷敷、抬高肢体等）没有减轻或在24小时后加重。
- 伴有发热。
- 在痛处的肌肉摸到肿块。
- 出现跛行。
- 疼痛的肢体皮肤发红，皮温增高。
- 尿色变深，特别是运动后出现。

TIPS

孩子夜间疼醒时，父母可用热毛巾对疼痛部位进行按摩或热敷，主要是缓和孩子的紧张情绪。按摩时一定要注意力度，让孩子在温柔的抚摸下安静入睡。

皮肤上多出来的"小东西" ——疣

宝宝皮肤上突然凸起了些硬硬的小斑点，检查后说是感染病毒所致的寻常疣，俗称"瘊子"，它由人乳头瘤病毒（HPV）感染引起，疣通过密切的身体接触传播，病毒通过破损的皮肤进入，常发生在学龄期儿童，很少见于2岁以下的儿童。

预防传染性软疣最好的方法就是：避免孩子与患传染性软疣的孩子或成人发生皮肤与皮肤的直接接触。

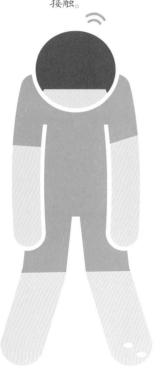

寻常疣会出现在身体任何部位？

寻常疣呈圆屋顶状，表面粗糙，摸上去硬硬的，灰黄、污黄或污褐色，最常见于手部，包括指甲边缘或指甲下面，还常见于脚趾、面部和膝部。长在脚掌底部的寻常疣常被称为跖疣，通常为扁平状，表面有很小的黑点，孩子自己可以描述"感觉像走在鹅卵石上一样"的疼痛感。游泳会增加感染跖疣的风险。

药物治疗需要数月？

多数疣在1~2年内自然消退，或经治疗后去除，越早治疗越容易彻底去除。推荐涂抹外用药物数月，若疣数量较多、形状较大、颜色较深或反复出现，药物无效，可选择冷冻（液氮）、电灼、激光等治疗方法去除疣，效果明显，但可能会留下疤痕。

成群出现的传染性软疣

如果你发现孩子的脸上、颈部、四肢上出现成群结队的疣状物，它们带有光泽，圆顶中间还有酒窝状的凹陷，就要警惕传染性软疣的可能。传染性软疣由软疣病毒引起，直接接触传染性软疣的皮肤、与传染性软疣的患者共用毛巾或浴巾都可能被传染，易在幼儿园和学校内传播。传染性软疣具有以下特点：

皮肤上散在分布的一些（2~20个）呈半球形丘疹或结节，非常小（只有几毫米）；呈肉色或浅粉色，中央微凹，无痛；可发生于除手掌和足底以外的身体任何部位，最常见于面部、躯干和四肢。一般数月至几年后可自行消退，潜伏期一般为2~7周，少数可长达6个月。

独一无二的记号——胎记

　　宝宝的胎记是指宝宝皮肤上那些黑色、青色或者是红色的小记号，胎记一般在宝宝小屁屁上最常见，也有些会被"贴"在宝宝腰部、前胸和后背上甚至是脸上。这些小记号的学名叫色素痣，大多数情况下它对宝宝是零威胁的，所以不需要做胎记去除，只有少数一些可能会伤害宝宝。

先天性色素痣

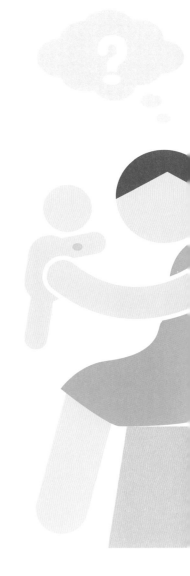

　　先天性色素痣，相对常见，大约每100个新生儿中有1个出现，会随着孩子的身体慢慢生长，一般直径约小于75毫米，通常不会有危害。妈妈可以告诉已懂事的小家伙，这是爸爸妈妈为了能够更容易找到宝贝才作的"记号"，他就会喜欢上这些记号啦！但非常少的一部分小的先天性色素痣可能会发展成皮肤癌，即恶性黑色素瘤，出现较晚。家长应仔细观察色素痣的变化，包括颜色、大小和形状等，如果出现变化，要咨询皮肤科医生确定是继续观察还是尽早祛除。

红胎记

　　红胎记，还被称为葡萄酒斑，是一个或数个暗红色或青红色斑片，边缘不平整，不高出皮面，面部或肢体处多见（通常只长在身体的一侧），鲜红斑痣不会随年龄的增长而消失，可随人体长大而增大，多数对身体无害。

扁平血管瘤（毛细血管扩张斑）

　　血管瘤起源于残余的胚胎成血管细胞，由大量交织、扩张的毛细血管组成，血管瘤内血管自成系统，不与周围血管相连。

　　血管瘤多见于出生时或在出生后的3~6个月内，常发生于头、脸及颈部，影响宝宝外观。而且一般在宝宝出生后2~8个月生长较为迅速，确实会引起家长的担心。但绝大多数的婴幼儿血管瘤会逐渐停止生长，在2~3岁时开始缩小变平。

冷静应对噎食、气管异物

食物的通道叫食道，空气的通道叫气管，两者共用喉咙这一段，然后各行其道，为了防止食物误入气管，我们进食时，气管是关闭的，这样食物就会乖乖进入食道而不跑偏，可有时候，尤其是大笑、大声说话的时候，气管不能及时关闭，就会有食物误入气管的危险。宝宝在吃东西的时候特别容易发生呛堵、噎食，但他们还是喜欢把东西放进嘴里。

从源头预防噎食

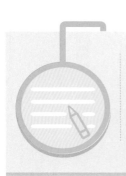

从噎食到引起窒息常常只有短短数分钟的时间，情况十分紧急，对家长的冷静处理能力和急救能力有一定的要求，所以要避免这种悲剧的发生就要从源头上预防噎食的发生。

1~4岁的宝宝不善于咀嚼，吃东西往往是吞下去的，以下这些食物对宝宝是非常危险的。

●小而硬的东西：小玩具或玩具零件、糖果、纽扣、果核或坚果类的食物都有可能使宝宝噎住，像花生、瓜子、豆子、荔枝、龙眼、葡萄、果冻等体积比较小的食物也很容易噎到孩子。

●软而黏的东西：汤圆、年糕、口香糖、巧克力等黏性比较强的食物也容易引起噎食，甚至面包对孩子来说都是危险的。

孩子在吃东西的时候家长不要让孩子边吃边闹边说笑，也不要在小孩吃东西时吓唬他们。孩子哭闹时也不要喂饭、喂药，此时喂东西很容易导致食物误入气管。

一般气管有异物进入，就会引发剧烈的呛咳以此把异物"赶出去"，比如我们急急忙忙喝水，被呛到后，一阵激烈的咳嗽之后就好了。但是宝宝的这一功能还没发育成熟，咳嗽反射很弱，一旦食物误入气管，就很容易导致窒息。

冷静才能救命

当你的宝宝出现以下的症状，说明出现了噎食或有异物进入了气管，要马上送医。

- 宝宝吃东西时突然不说话，脸上出现痛苦的表情。
- 宝宝用手按住颈部或胸前，并用手抠口腔。
- 如为气管阻塞，宝宝可能会出现剧烈咳嗽。
- 宝宝面色发紫、双眼直瞪、双手乱抓或抽搐。

当宝宝发生窒息时，很多家长就非常紧张，甚至不知所措，从而错过了最佳的急救时间。此时家长应冷静处理，采取正确的措施才能让孩子摆脱危险。

海姆立克急救法

遇到异物哽塞时，掌握"海姆立克法"，简单说是做"压肚子"动作，腹腔和胸腔间有横膈膜，压肚子能提高腹部压力，横膈膜向上挤压，从而挤压胸腔，排出异物。

具体步骤

站在或跪在孩子身后，使孩子稍向前倾；双臂环绕孩子腰部，一手握拳，将握拳的拇指侧抵住孩子肚脐以上、胸骨以下的腹部正中线上，另一手包住拳头，双臂用力收紧，瞬间往内往上挤按，连续多次，直至异物排出。

TIPS

海姆立克急救法不适用于1岁以下或已经失去反应的孩子，1岁以内的孩子发生异物误吸时应采用拍背压胸急救法。

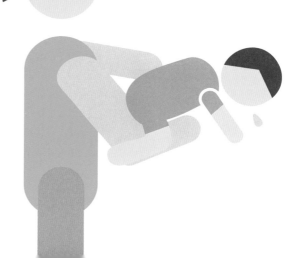

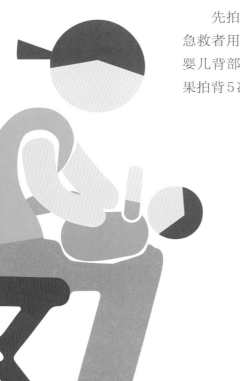

拍背压胸急救法

　　先拍背，将婴儿的身体伏在急救者的前臂上，头部朝下，急救者用手支撑婴儿的头部及颈部，用另一只手的掌根拍击婴儿背部和肩胛骨之间的区域，连续5次，大约1秒1次。如果拍背5次仍然不能将阻塞物排出，就开始压胸法急救。

具体步骤

　　用双手安全地夹住婴儿，将婴儿翻转过来，令婴儿的背部仰卧在急救员的前臂上，婴儿的头仍朝下，急救员用手支撑婴儿的头颈部，然后另一只手的中指或食指放在婴儿胸廓上两乳头连线的位置，快速压迫，压迫力度不能太小，深度约为小婴儿胸廓的1/3或者1/2，重复压迫5次，大约1秒1次，直至异物排出。

　　如果孩子已经失去反应，呼吸心跳停止，那么应该立即给予心肺复苏，心肺复苏要由熟练掌握方法的人来操作。

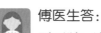
医生的话

妈妈问：
宝宝噎住了，家长能急忙拍打孩子的背部或直接把手伸入喉咙取物吗？

傅医生答：
不可以！这种传统的急救方法不仅无效，剧烈的拍打和不得法地伸入喉咙探取食物，还会让异物更深入呼吸道，弄巧成拙，贻误最佳急救时间。

遭遇意外烫伤，4步急救做到位

其实在各种意外伤害中，宝宝烫伤的比例很大，意外烫伤甚至是0~14岁城市儿童在家中发生意外伤害的首要原因。宝宝会爬会走以后，开始对任何事物都抱着高度的好奇心，但这个时候的宝宝没有安全意识，容易引发烫伤。

烫伤急救4步骤

如果家长急救措施到位，会让宝宝留下伤痕的可能性大大降低，也会减轻宝宝的疼痛。

1.立即用冷水（水龙头的自来水即可）冲10~15分钟或直接往烧伤处浇冷水持续10~15分钟，以减轻水肿和疼痛。如果烫伤发生在不能用凉水冲洗的部位，如胸口、面部等，可以用几条毛巾轮流进行湿敷。

2.轻轻地脱去宝宝被热水、热汤等浸透的衣服，或是用剪刀剪开覆盖在烫伤处的衣服、鞋袜等。如果衣物和皮肤粘在一起，先将未黏着的衣物剪去。黏着的部位去医院进行处理，不可用力拉或脱，以免扩大局部的创伤面积。

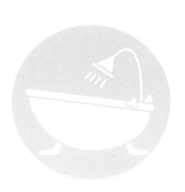

3.冲洗之后涂抹烫伤膏，可用磺胺嘧啶银等烧伤膏，不可随便涂抹其他东西，以免造成感染。

4.如果伤面上出现小水疱，不要把水疱弄破，以免造成感染；如果水疱较大或水疱已破，最好到医院进行消毒处理。

警惕家里的烫伤隐患

洗澡水：给宝宝洗澡时，如果先放热水后加冷水，一旦家长不留意或去准备放冷水，好动的宝宝就有可能不慎跌入盛有热水的盆中，导致烫伤。所以家长最好先放冷水再加热水。

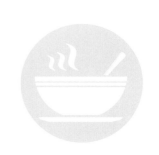

热汤热水：吃饭时，把热汤、热粥、热菜放在宝宝够不到的地方，桌上最好不铺桌布，以防宝宝不小心拉动桌布，将桌上的热食倒在身上。热水壶等应放在宝宝碰不到的地方，厨房门要关好，以防宝宝溜进厨房碰到热锅造成烫伤。

动物咬伤，清洁伤口防感染

许多家庭都有宠物，虽然宠物看起来都很可爱，但有时玩得过头了，宠物的利牙还是会伤到小主人的，常见的宠物是狗和猫，被狗咬伤最担心的就是感染狂犬病。别看猫每天都会把自己舔得很干净，但实际上被它们咬伤，很容易被感染，而且猫的牙齿和爪子更加锋利，咬的伤口更深。

如果是被高度怀疑有狂犬病的动物咬伤，要立即去医院注射狂犬病免疫球蛋白和狂犬病疫苗。

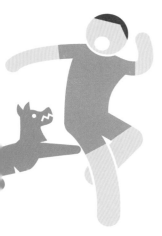

局部伤口处理越早越好

就诊时，只要伤口未愈合就应按以下步骤进行伤口处理：

1.用肥皂水或清水彻底冲洗伤口至少15分钟。

2.彻底冲洗后用2%~3%碘酒或75%酒精涂擦伤口消毒。

3.冲洗和消毒后，伤口处理应遵循"只要未伤及大血管，尽量不要缝合，也不应包扎"的原则。

4.伤口较大或面部重伤影响面容时，的确需缝合的，做完清创消毒后，应先用动物源性抗血清或人源免疫球蛋白作伤口周围的浸润注射，数小时后（大于2小时）缝合和包扎。

5.伤口深而大者应放置引流条，以利于伤口污染物及分泌物的排出。

6.伤口较深、污染严重者酌情进行抗破伤风处理和使用抗生素等以控制狂犬病以外的其他感染。

7.狂犬病疫苗接种，原则上是越早越好，首次注射疫苗的最佳时间是被咬伤后的48小时内。

8.被猫咬伤，除了打狂犬病疫苗，医生一般还会进行抗生素治疗。

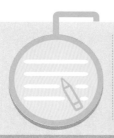

《狂犬病预防控制技术指南》（2016版）提出，狂犬病病毒在pH7.2~8.0较为稳定，超过pH8易被灭活。狂犬病病毒对脂溶剂（肥皂水、氯仿、丙酮等）、乙醇、过氧化氢、高锰酸钾、碘制剂以及季铵类化合物（如苯扎溴铵）等敏感。

孩子与动物的交友原则

无论如何，要跟小动物保持距离，最亲密的接触只能用手轻抚干净的宠物。绝对不能让孩子与动物拥抱、被宠物舔脸、与宠物同睡。

告诉孩子，不要把脸靠近宠物，不要随意靠近陌生的动物，不要拉扯它们的尾巴，不要随意将手指伸进宠物笼中，不要接触攻击性较强的宠物。

善待动物，不要随意用棍棒打宠物、追赶宠物，特别是怀孕或刚生完小宝贝的动物，那样会导致它攻击性动作的爆发。

●绝对不要让6岁以下的孩子和动物单独相处，哪怕是自己家里十分温顺的宠物，许多抓伤、咬伤都是在孩子和宠物戏耍时发生的。

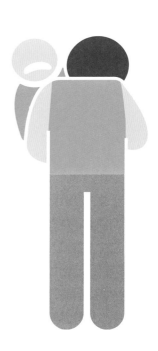

●确保所买的宠物是健康的，请正规途径购买、按国家规定置办饲养的相关证件，定期接种动物疫苗、定期体检查体驱虫，注意家庭宠物卫生消毒。

●不建议宠物与宝宝一起睡觉。

●动物食用的碗盘应该保持干净，并防止宝宝用手摸触。

●"铲屎官"应将猫咪的"秽物箱"放在宝宝接触范围之外。

●家长带宝贝外出时注意看护，远离流浪狗和流浪猫。

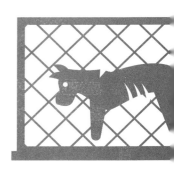

跌倒伤，乱动不如一静

妈妈们最伤心难过的是，就算尽心尽力、无微不至地保护自己的孩子，还是很难完全避免发生意外事故。跌倒、撞伤甚至骨折都是在孩子身上很常见的意外伤害。小家伙越来越活泼好动，可能会从床、餐椅、沙发、楼梯等地方摔下来，在这种情况下，爸妈该掌握一些急救处理方法了！

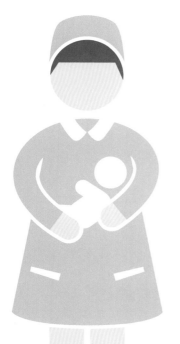

宝宝跌伤了，别急着揉搓

宝宝跌伤时，父母要根据不同情况妥善处理。如果宝宝基本情况较好，仅伤及表皮，局部青紫肿胀时，多为静脉、毛细血管断裂出血，可把冰块装入袋子用毛巾包好，冰敷局部可止血止痛。切忌热敷！因为热敷会引起局部组织温度升高，毛细血管扩张，血流加速，青紫加重，所以热敷需72小时以后进行。如表皮擦破时，可用干净毛巾擦干净伤口及周围，然后涂上碘酊，待日后血痂形成而让其自行脱落。

头部着地后的判断至关重要

宝宝跌伤时，若是头部着地，即使当时无任何症状，也要让宝宝休息，观察48小时无症状才算安全。如果家长没有引起足够的重视，没有掌握头部摔伤判断的基本常识，就可能觉察不到孩子的异常反应，很可能掩盖孩子的病情，留下隐患。家长需特别留意以下几方面。

宝宝的精神状态： 如宝宝出现精神不振，反应迟钝，或烦躁不安，丧失意识需立即就医。

是否有呕吐症状： 如果是哭闹引起的呕吐，不伴有精神意识的改变，不用过度担心。如果是频繁的喷射性呕吐，则可能发生了颅内出血、颅内高压等脑实质损伤，需立即送医院检查治疗。

是否有剧烈的头痛： 婴幼儿不会表述疼痛，可能表现为哭闹、烦躁、易激怒；大一点的孩子会说自己头疼，头晕，持续不缓解。如果头痛严重就应该立即就医。

怀疑骨折，宜静不宜动

骨折随时可能发生，我在门诊上就遇到这样一个例子：6岁的小宇下课后踩着凳子擦黑板，同学在旁边玩耍，小宇就迫不及待从凳子上跳下来，结果小腿骨折，打了石膏住院治疗，真是意外无处不在。谁能想到从不高的凳子上跳下来也会骨折呢！

如果孩子出现明显的肢体活动障碍及疼痛，应警惕有无四肢骨折、脱臼，最好及时送医院检查。护送途中应尽可能让患肢相对固定，以控制病情发展和减轻疼痛。

跌倒、车祸都可能发生骨折，如果没有外伤却感到激烈疼痛，局部变形，不能活动，很可能就是骨折。

怀疑骨折时怎么办？

有时连家长也无法断定孩子跌伤后是否骨折。如果有下列情况，要先送医院急救治疗。

- 孩子痛哭表现出剧痛感觉。
- 患部突起，形状改变。
- 某些部位好像不能动。
- 内出血引起肿胀，肿得发紫。

急救处理

固定：手脚骨折时，应加以固定，不要乱动，就近取材，可用尺、木棒、厚纸板、筷子、木板作为夹板。此外，也可用报刊固定患部；如果是手，可固定在身上，然后送往医院。

进行冷敷：在骨折部位，可把冰袋放在夹板里，进行冷敷。

不必勉强伸直：将小木板里面垫上毛巾放在骨折部位的关节上、下两面，再用绷带绑紧。因为会痛，不必勉强伸直，尽量固定患部后送往医院急救治疗。

如伤及胸、腹、腰时要检查局部有无膨隆，如孩子描述肚子痛或小便带血，则很可能伤及了内脏器官，需立即送往医院。

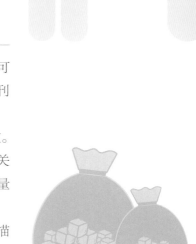

凶险溺水，预防胜于补救

游泳是消暑的好办法，但若缺乏家长或成人陪同者的良好监护，游泳对孩子来说常会变成一件危险的事。溺水作为全球死亡的病因排名，在5岁以下儿童占第11位，在5~14岁儿童占第4位（根据《尼尔森儿科学》排名数据）。

真正的溺水并不像你想的那样

宝宝在浴缸内洗澡，或在水池、游泳池、浅水沟等地方时，家长一定不能离开或去照看另外的孩子，一刻也不行！

很多时候孩子正在溺水的危险中挣扎难以呼吸，大人就在一旁却浑然不知。还有一种溺水更加隐匿，就是被泳池的排水管产生的巨大吸力吸住，溺水而亡，难以察觉。倘若我们能提前发现孩子有溺水的迹象，或许就能挽救一条生命、一个家庭。

- 头浸在水里，嘴在水平面上。
- 眼睛空洞，眼神散乱。
- 换气慌乱，断断续续。
- 尝试翻转身体。

如果你发现泳池中的孩子出现上述任何其中一项迹象，请立即前去查看，如果是危险情况，立即呼叫救生员做专业急救。

孩子在家中都可能发生溺水

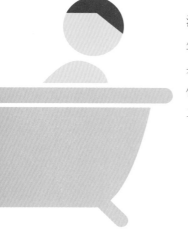

对于4岁以下的婴幼儿来说，还有个特别值得大家警惕的溺水高发区——家里。溺水不仅在超过孩子身高的地方才会发生，5厘米深的水都可能让孩子溺水！因为婴幼儿的头相对占身体比例大，使得他们头重脚轻，容易失去平衡，一头栽倒后他们又没有力量能让自己从水桶或浴缸里把头抬起来。因此，马桶、水桶、澡盆、浴缸都可能是导致宝宝溺水的危险地带。

- 马桶用完要时刻记住盖上盖。
- 水桶储水后记得加上盖子或者不用桶盛水。
- 在给孩子洗完澡之后，立刻把洗澡水倒掉。
- 假若发现孩子在水槽边玩水，要立刻抱开，并好好教育。

急救黄金4分钟

一般溺水2分钟意识就会丧失，4~6分钟后身体尤其是大脑会遭受不可逆的伤害，仅仅几分钟，一条鲜活的生命就可能会离我们而去。所以把握溺水后的救命4分钟至关重要。如果孩子溺水后出现呛水、失去意识、昏迷、心跳脉搏停止等症状，请立即拨打120急救电话，并开始实施心肺复苏术。

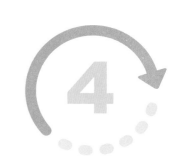

心肺复苏术（CPR）包括人工呼吸和胸外按压，溺水属窒息性心脏骤停，CPR是先人工呼吸，再胸外按压，2次人工呼吸，30次胸外按压为1个循环。

人工呼吸操作方法

1.跪在孩子的肩侧，撬开口腔，清理口腔异物、泥沙及污物。

2.在保持患儿仰头抬颏前提下，一手捏紧孩子的鼻孔，然后深吸一大口气，迅速用力向孩子口内吹气（婴幼儿可对着口鼻），然后放松鼻孔（或口唇），照此每5秒钟反复一次，直到其恢复自主呼吸或专业抢救人员到来。

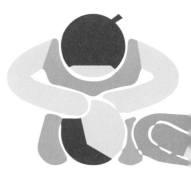

吹气的时间1秒钟，间隔的时间1秒钟，两次通气大概4秒钟完成。只要看到胸部或腹部有明显的起伏就可以了，注意的是在吹气的时候也要保持气管的通畅，千万不要一吹气又把下巴给压下去了，这样反而会造成气管的梗阻，或者是把气吹到胃里。

胸外按压操作方法

1.选择胸外心脏按压部位：两乳头连线中点（胸骨中下1/3处），用左手掌根紧贴病人的胸部，两手重叠，左手五指翘起。

2.胸外心脏按压方法：急救者两臂位于病人胸骨的正上方，双肘关节伸直，利用上身重量垂直下压。

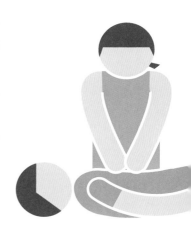

3.按压应平稳、规律，不能间断，按压至最低点时，应有一明显停顿，不能冲击式地猛压或跳跃式按压。

推荐按压频率为100次/分钟，按压深度为胸廓下陷达到前后径的1/3，婴儿胸廓压缩应达4厘米，儿童应达5厘米。

儿科医生
健康公开课

第一讲

第三讲

第二讲

第七讲

疫苗与定期体检，为宝宝的健康保驾护航

第五讲

第四讲

第六讲

疫苗接种为宝宝打开健康保护伞

在你为宝宝做的所有事情中，确保他按时接种疫苗，是其中最重要的一项。接种疫苗是让宝宝远离传染病有效的方法，宝宝在出生后需要注射多种疫苗，在此过程中，父母应该会有很多关于疫苗的疑问，如果能了解一些接种疫苗的常识，就能以更坦然和冷静的心态面对。

按时预防接种疫苗，是除母乳以外，妈妈能给宝宝的最好的免疫保护。

计划内与计划外疫苗

按照是否自费，疫苗可分为两类。

第一类疫苗是计划内疫苗，纳入儿童免疫规划程序，国家免费提供，同时也是要求儿童必须接种的疫苗，乙肝疫苗、卡介苗、脊髓灰质炎疫苗、百日咳白喉破伤风联合疫苗、麻疹风疹联合疫苗、麻疹风疹腮腺炎联合疫苗、A群流脑疫苗、A+C群流脑疫苗、乙脑疫苗、甲肝疫苗、白喉破伤风联合疫苗，预防多种传染、感染性疾病。

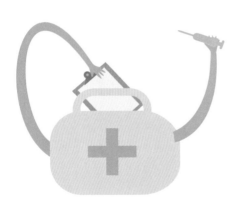

第二类疫苗是计划外疫苗，自费并且自愿受种的其他疫苗。包括流感疫苗、肺炎疫苗、b型流感嗜血杆菌疫苗（Hib）、水痘疫苗、轮状病毒疫苗、狂犬病疫苗等。

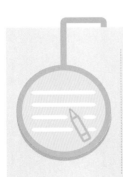

我国对儿童实行预防接种证制度。儿童出生1个月内应办理预防接种证，每次接种疫苗时应携带预防接种证，儿童在入园、入学时需要查验预防接种证。预防接种是儿童的基本权利，儿童监护人应按照程序按时带孩子接种疫苗，因故错过接种的要尽快补种。

灭活与减毒疫苗

按照疫苗的生物学特性，可分为灭活和减毒疫苗。

一种是灭活疫苗，是将病毒大量繁殖后灭活及分解制成，比如甲肝灭活疫苗、乙肝灭活疫苗、脊髓灰质炎灭活疫苗等。

另一种是减毒疫苗，是将病毒的致病力减弱后，利用这种"虚弱"的病毒感染人体促使人体产生免疫力，比如麻疹疫苗、流行性腮腺炎疫苗、水痘疫苗、风疹疫苗、乙脑减毒疫苗等。

谁来决定宝宝疫苗接种的时间？

每年各国疾病控制和预防中心都会根据最新科学数据，对疫苗接种程序进行更新，接种疫苗最好的时间应该是宝宝对准备接种的某种疫苗能产生最好免疫效果的年龄，同时在可以产生最佳效果的年龄范围内越早接种越好，按照预防接种程序表按时接种是家长为宝宝做出的最准确的决定。

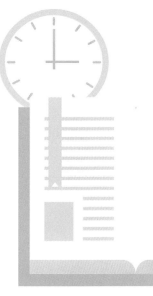

TIPS

接种疫苗后宝宝会有一些身体不适的表现，如发热、哭闹、食欲缺乏、局部注射部位起硬结，这些都是疫苗接种成功的正常反应，妈妈不用担心，一般1~2天后症状即消失。

· 医生的话 ·

妈妈问：

接种了疫苗，就万无一失了吗？

傅医生答：

实际上，并非完全如此。大多数常规使用的疫苗保护率在85%~95%。而且由于个体差异，也并不是所有人都能免疫成功。凡是被列入国家免疫规划的疫苗，接种后的保护率多数能达到90%以上。因此，绝大多数儿童只要按照免疫程序接种疫苗大多可获得保护。

为了确保儿童免疫接种效果，可通过采集极少量的血液，检测特异性抗体，根据抗体水平判断是否获得了保护。

国家免疫规划疫苗儿童免疫程序表（2016年版）

疫苗种类 名称	缩写	接种年（月）龄														
		出生时	1月	2月	3月	4月	5月	6月	8月	9月	18月	2岁	3岁	4岁	5岁	6岁
乙肝疫苗	HepB	1	2					3								
卡介苗	BCG	1														
脊灰灭活疫苗	IPV			1												
脊灰减毒活疫苗	OPV				1	2								3		
百白破疫苗	DTaP				1	2	3				4					
白破疫苗	DT															1
麻风疫苗	MR								1							
麻腮风疫苗	MMR										1					
乙脑减毒活疫苗[1]	JE-L								1			2				
或乙脑灭活疫苗	JE-I								1、2			3				4
A群流脑多糖疫苗	MPSV-A							1		2						
A群C群流脑多糖疫苗	MPSV-AC												1			2
甲肝减毒活疫苗	HepA-L										1					
或甲肝灭活疫苗[2]	HepA-I										1	2				

注：1.选择乙脑减毒活疫苗接种时，采用两剂次接种程序。选择乙脑灭活疫苗接种时，采用四剂次接种程序；乙脑灭活疫苗第1、2剂间隔7~10天。

2.选择甲肝减毒活疫苗接种时，采用一剂次接种程序。选择甲肝灭活疫苗接种时，采用两剂次接种程序。

自费疫苗要不要打

　　门诊时经常会碰到家长咨询自费疫苗该不该打的问题，现在出现了越来越多的自费疫苗，有的说要给宝宝打，有的说不要打，还有父母认为，既然不是强制接种的疫苗，是不是没有接种的必要？

接受正规的自费疫苗

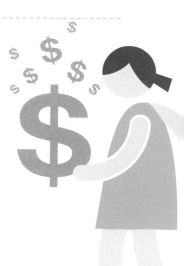

　　接种疫苗的种类和自费与否和不同国家的国情相关，我国疫苗有免费、自费之分。为了孩子的健康，在接种完免费的疫苗后，在经济允许的情况下，都应该给孩子接种正规的自费疫苗。自费疫苗在很多发达国家都是必须接种的疫苗，非常安全。但在接种疫苗之前，要接受医生的全面检查，排除有无疫苗接种的禁忌证。

流感疫苗

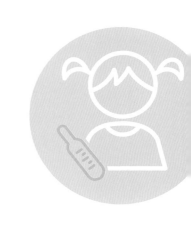

　　对于流感的防治问题上，疫苗是公认的有效手段。流感主要引起呼吸系统疾病，但常引发全身严重疾病，孩子常因病情严重需要住院治疗。所以推荐6个月以上的儿童每年接种流感疫苗预防流感。

　　每年流感疫苗接种都从夏末或初秋开始，因为流感带来的持续感染会从秋季、冬季直至来年的春季，选择夏末或初秋给孩子接种流感疫苗，有助于保护孩子安然度过整个"流感季节"。

　　在"流感季节"到来之时，孩子越早接种疫苗越好。因为疫苗注射后要2周左右才能发挥作用。当然，如果孩子不能在最佳时间及时接种流感疫苗，也可以让他在其他时间接种，在3~4月份依然可以选择接种，以预防流感。总之，若有条件能获得可靠的流感疫苗接种，家长应该尽快让孩子接种流感疫苗，只要合理接种，流感疫苗会是孩子在"流感季节"最可靠的保护伞。

轮状病毒疫苗

轮状病毒是一种引起腹泻的病毒，大多发生在婴幼儿，腹泻可以很严重，导致脱水，还伴有呕吐和发热。世界卫生组织建议所有国家均应将轮状病毒疫苗纳入国家免疫规划中，我国的轮状病毒疫苗都是国产自费疫苗，尚无进口轮状病毒疫苗。

轮状病毒疫苗为口服疫苗，不需要注射，且可与其他疫苗一同接种，这很安全。

建议在以下月龄接种轮状病毒疫苗。

第一剂：2月龄（最小6周，最大14周零6天）。

第二剂：4月龄。

第三剂：6月龄（如果需要）2剂量之间最短的间隔时长为4周。最后1剂量的最大月龄为8月。

肺炎疫苗

肺炎是导致我国5岁以下儿童死亡的重要病因，而约50%严重的肺炎是由肺炎球菌引起的。肺炎球菌除引发肺炎外，还会引起中耳炎、脑膜炎、败血症及中枢神经系统感染等一系列并发症。

目前，预防肺炎的疫苗有13价肺炎球菌疫苗、23价肺炎球菌疫苗两种。13价肺炎球菌疫苗是目前唯一用于预防2岁以下婴幼儿因肺炎球菌侵袭而导致疾病的疫苗。疫苗接种的适宜对象为：3月龄～2岁以下的宝宝。13价肺炎球菌疫苗是7价的升级换代产品，比13价多覆盖了6种，保护更全面。如果孩子年龄已经过2岁，不建议再接种13价疫苗，可以直接接种23价疫苗获得更广泛的保护。

两种疫苗的价格差距也比较大。13价肺炎疫苗是进口疫苗，价格相对昂贵。相比来说23价肺炎价格亲民很多，国内的使用时间也很长。

"价"是指肺炎球菌的血清型。

水痘疫苗

水痘的主要传染人群就是孩子，容易在幼儿园、学校流行，所以这也是一种很重要的自费疫苗。

水痘疫苗接种的最佳时间是孩子满1周岁后，由于水痘疫苗长期保护效果不大，建议在4~6岁打第二针加强一次。

五联疫苗

五联疫苗包括白喉、百日咳、破伤风、Hib和脊髓灰质炎疫苗五种，建议在宝宝2、4、6、15个月时注射，糖丸就是脊髓灰质炎疫苗，宝宝2个月时打了Hib和脊灰，到4个月时可以打五联疫苗，但还要看百白破疫苗注射的情况，记得打疫苗时带着宝宝的疫苗接种卡，让医生更新后再接种。

Hib 疫苗

Hib即b型流感嗜血杆菌，感染该种细菌会导致脑膜炎和肺炎，严重威胁着儿童的健康，全球每年因感染Hib致病的儿童有220万（0~4岁），死亡人数34~52万。预防该细菌的疫苗即Hib疫苗，推荐2月龄~5岁的儿童尽早接种，国内有单独的Hib疫苗和包含此项的五联疫苗，后者价格较昂贵，但接种效果好，宝宝也可以少挨针。

疫苗的安全问题

父母在呵护宝宝健康成长的过程中，确保他按时并安全地接种疫苗，是极其重要的。接种疫苗是让宝宝远离传染病最有效的方法，宝宝在出生的头几年里需要注射多种疫苗，为年幼的生命保驾护航。在此过程中，父母也应该多了解疫苗的相关知识，为孩子的健康把好关。

接种完疫苗当天要多喂水、并注意让宝宝多休息。保证接种部位的清洁，不要沾水，防止局部感染，避免因意外而出现不良反应。

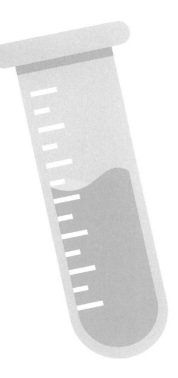

疫苗接种后的反应

疫苗虽经灭活或减毒处理，对人体仍有一定的刺激作用，其实这也是人体的一种自我保护，就像感冒发热一样，是机体在抵御细菌或病毒。

正常反应

● 局部反应如轻度肿胀和疼痛，孩子易哭闹，食欲下降，这些反应大多在2~3天后消失，对孩子的健康没什么影响。百白破疫苗接种后，胳膊上出现硬结就是吸附制剂接种后常见的现象。

● 全身反应有发热和周身不适，一般发热在38.5℃以下，持续2~3天均属正常反应。服用退热药不会影响疫苗效果，如果体温达到38.5℃以上，或超过2天仍然发热建议去医院就诊。

异常反应

● 局部感染、无菌性脓肿。

● 晕针、癔症。

● 皮疹、血管神经性水肿、过敏性休克等。

遇到晕针、过敏性休克应立即让宝宝平卧、头部放低，与此同时立即呼叫医生做紧急对症处理。

出现过敏性皮疹，可在医生的指导下给宝宝应用抗过敏药物。

出现过敏性休克一般表现为接种后很短时间内宝宝面色发白、四肢发凉、出冷汗、呼吸困难甚至神志不清、抽搐等。医生会立即将宝宝转入急诊抢救，可能需要皮下注射肾上腺素和脱敏药观察治疗。

不宜接种的情况

有以下情况的儿童一般不应接种或暂缓接种疫苗：

● 患有皮炎、化脓性皮肤病、严重湿疹的小儿不宜接种，等待病愈后方可进行接种。

● 体温超过37.5℃，有腋下或淋巴结肿大的小儿不宜接种，应查明病因，治愈后再接种。

● 患有严重心、肝、肾疾病和活动型结核病的小儿不宜接种。

● 严重营养不良、严重佝偻病、先天性免疫缺陷的小儿不宜接种。

● 当孩子有腹泻时，尤其是每天大便次数超过4次的患儿，需待恢复两周后，才可注射骨髓灰质炎疫苗。

● 近期注射过多价免疫球蛋白的小儿，6周内不应该接种麻疹疫苗。

● 感冒、轻度低热等一般性疾病视情况可暂缓接种。

● 空腹饥饿时不宜预防接种。

不能隐瞒孩子病情

需要特别提醒的是，有些家长明知宝宝有接种禁忌证，但仍心存侥幸，接种前不向医务人员说明情况，这样接种疫苗是十分危险的。万一出了问题，对宝宝就是百分之百的损失，到时候家长就追悔莫及了。

合格、有责任心的医生都会在接种前和父母尽可能多地沟通。父母需如实回答各种问题，如患病史、过敏史（食物和药物）、上次接种同种疫苗后的情况、新生儿体重、有无先天畸形、先天性疾患和新生儿妈妈的健康状况等。医生可根据情况判断是否予以接种。

TIPS

患特殊疾病的儿童，如白血病治愈后、肝移植术后、其他肿瘤治愈后，仍然可以接种绝大多数疫苗，以提高孩子的免疫力，具体接种疫苗种类和追加程序需根据个体情况，要咨询医生。

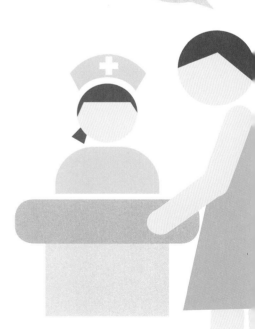

宝宝从出生起必须做的体检

从新生儿体检再到每次体检，都是非常重要的。各位爸爸妈妈可别漏检。建议6个月之前每2个月体检1次；6~12个月，每3个月体检1次；1~3岁每半年体检1次；3岁以后每年体检1次。体检的重要性在于及时发现宝宝身体发出的异常信号，通过健康宣教和指导，预防疾病的发生。这比宝宝生病后吃药、输液来得舒服，而且家长也能少烦恼、少揪心。

你家宝宝达标了吗？

从身体的整体情况到心脏、再到眼睛检查，从宝宝出生的医院到家里到儿科，从新生儿体检再到3岁体检，宝宝要做的身体检查还真是不少，而且都是非常重要的。各位爸爸妈妈不要漏检啦。

特别是宝宝3岁之前，都需要进行一些很重要的检查，各位妈妈们，看看你们都完成了哪些检查。但体检可不只是简单地量身高、称体重，有些必要的检查项目妈妈一定要记牢。

第一次检查：新生儿检查

检查时间： 出生后立即进行

检查地点： 宝宝出生的医院

检查内容： 宝宝经历的第一次常规检查，测量宝宝的头围、身高、体重，查看宝宝皮肤的颜色，检查宝宝心脏是否有杂音、呼吸是否正常、肌肉紧张程度和活动度。

看着宝宝刚出生就被这么多医疗仪器折腾一番，妈妈们会不会有些心疼？放心吧，这些检查是每个刚出生的宝宝都要经历的，为宝宝检查的医生都很有经验，他们会告诉你宝宝每项检查的结果。

第二次检查：听力筛查

检查时间： 出生24小时后

检查地点： 宝宝出生的医院

检查内容： 主要为宝宝做听力筛查。存在听力问题的宝宝，出生后3个月内是最佳的治疗时间，所以这次检查很重要。此外医生还会为宝宝做肢体、视力的检查，检查宝宝应该达到的指标或能力。

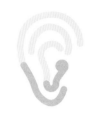

第三次检查：采血检查

检查时间： 出生72小时后

检查地点： 宝宝出生的医院

检查内容： 医生采一滴宝宝的足跟血做化验，验证宝宝是否存在先天性甲状腺功能减低症和苯丙酮尿症（PKU）。医生还会提醒哺乳妈妈饮食上的选择，告诉她们照顾新生宝宝的一些注意事项。

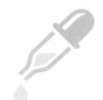

宝宝经历人生中第一次采血，虽然有点疼，但是很有必要，而且对以后不会有影响，爸爸妈妈大可放心。另外，对医生的饮食建议，妈妈一定要认真听，不要只顾孩子而忽视了自己。

第四次检查：体检第一步

检查时间： 出生4~6周

检查地点： 医院儿童保健门诊

检查内容： 重点检查宝宝肌肉、四肢和智力发育情况。通过宝宝趴下的抬头情况检查宝宝的肌肉发育状况。通过检查髋关节是否运动自如，判断宝宝的四肢发育是否正常。另外还有一些基础检查，如测量身高、称体重，检查生长是否正常，心跳和其他指标是否符合标准。

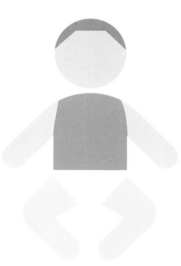

这次体检可以说是宝宝体检计划的第一步，爸爸妈妈最好为宝宝选一个固定的医院，这样以后体检时医生就能对宝宝的发育有大致的了解。

第五次检查：心智发育

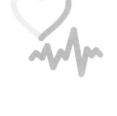

检查时间： 出生后3~4个月

检查地点： 医院儿童保健门诊

检查内容： 主要检查宝宝的身体和心智是否正常发育。宝宝现在已经3个月大了，与周围的环境有了越来越多的接触。他的眼神是否跟着物体移动，能否用目光与人交流，并对别人的微笑报以笑容，宝宝是否能把两只手握在一起抓东西，能否握拳，这些都在检查范围内。

你的宝宝已经不再只是喜欢在吃饭和睡觉中找乐趣，他开始学着认识妈妈，学着和妈妈交流。所以不管医生会不会检查宝宝的心智发育，你在家都要注意宝宝这方面的变化。

第六次检查：运动能力

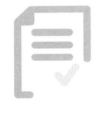

检查时间： 出生后6个月

检查地点： 医院儿童保健门诊

检查内容： 重点检查宝宝的运动能力和灵活性。大多数宝宝已经能够趴在床上用双臂撑起身体，并仰起头，还能很轻松地用手拿起物品；还会翻身，扶床撑坐，但还坐不太稳；会伸手拿自己想要的东西，并塞入自己口中。

另外宝宝是否能够注意到别人的目光，是否对呼唤或电话铃有反应也是这次检查的重点。

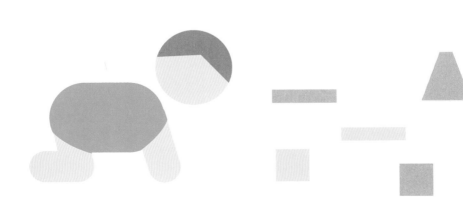

第七次检查：微量元素检查

检查时间：出生后9个月

检查地点：医院儿童保健门诊

检查内容：完全母乳喂养的宝宝，6个月后身体里储备的铁几乎完全用完了，需要通过添加辅食继续补充；对于辅食吃得不好或生长过慢的宝宝，9个月时易出现贫血。如果医生发现孩子有贫血的表现，就需要取指血化验，判断贫血的程度，严重贫血的宝宝应遵从医嘱补充铁剂治疗。

● 动作发育：能够坐得很稳，能由卧位坐起而后再躺下，能够灵活地前后爬，扶着栏杆能站立。双手会灵活地敲积木，拇指和食指能协调地拿起小东西。

● 视力：能注视画面上单一的线条，视力约0.1。

● 牙齿：大部分宝宝乳牙的萌出时间在4~10个月，小儿乳牙的计算公式：月龄减去4~6。例如：1岁宝宝应该有6~8颗牙，萌出乳牙后就要保护牙齿，刷牙了。

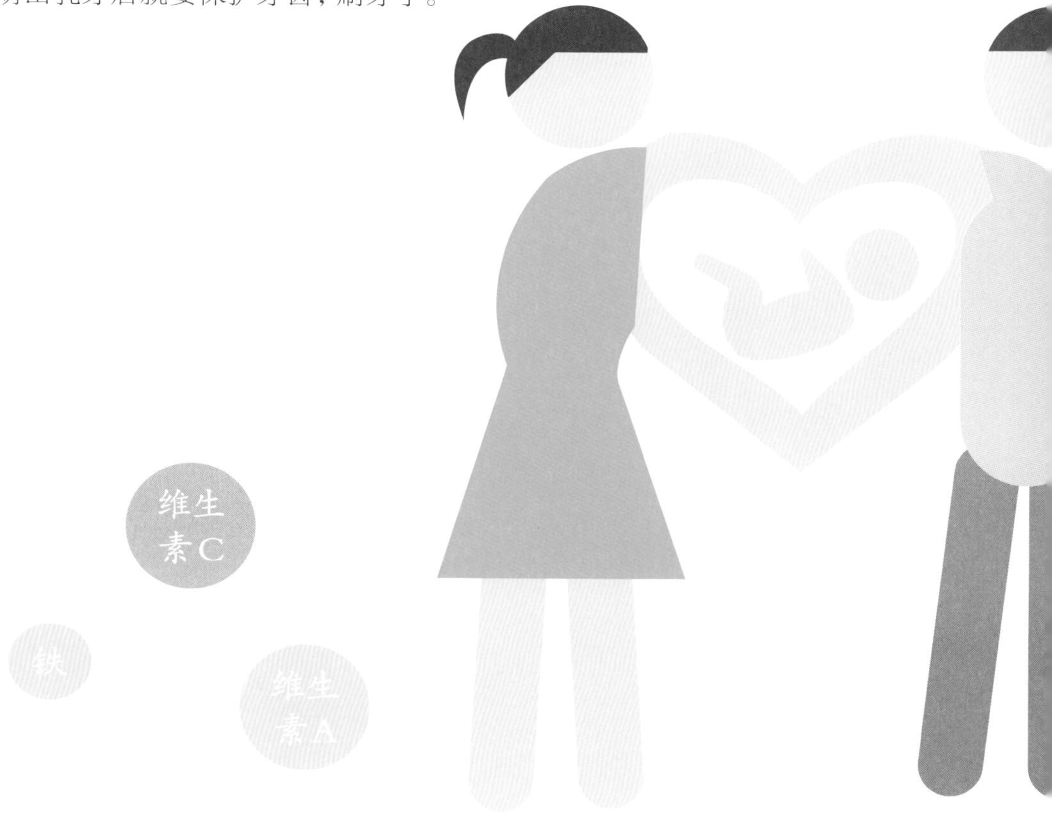

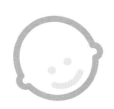

第八次检查：语言、运动和牙齿的发育检查

检查时间：出生后12个月

检查地点：医院儿童保健门诊

检查内容：这次体检除了常规检查外，医生通常会着重检查三个方面。

首先，对孩子的语言能力进行测试。大多数宝宝，这个时候已经可以咿咿呀呀说一些简单的词语或用特殊的身体语言和爸爸、妈妈聊天。

其次，宝宝运动能力的发育，具体包括宝宝的爬行、停止、站起来、用食指和拇指抓住目标物。这时候的孩子能自己站起来，能扶着东西行走，能手脚并用爬台阶，能用蜡笔在纸上戳出点或道道。

另外，宝宝牙齿发育，按照公式计算，应出6~8颗乳牙。如果孩子出牙过晚或出牙顺序颠倒，就要请医生寻找原因。1岁后的宝宝要定时带他看牙医。

第九次检查

检查时间：出生后18个月

检查地点：医院儿童保健门诊

检查内容：随着宝宝的长大，宝宝已经从婴儿转变成幼儿，身体强壮很多，可以通过每半年体检1次，体检中医生要询问孩子的饮食情况，给出营养建议。同时要对孩子的行为进行评估。

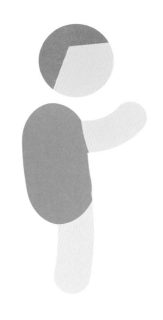

宝宝应该达到的指标/能力。

●大小便：能够控制自己的大便，在白天也能控制小便，如果尿湿了裤子也会主动示意。

●动作发育：能够独立行走，会倒退走，会跑，但有时还会摔倒，能扶着栏杆一级一级上台阶。

●视力：此时应注意保护孩子的视力，尽量不让孩子看电视，不接触手机、iPad等电子产品。

第十次检查:2岁以后每年体检一次

检查时间: 2周岁

检查地点: 医院儿童保健门诊

检查内容: 宝宝2岁之后每年都需要体检至少一次。除了那些常规的项目外,医生还会特别检查孩子运动的协调性和对词汇的掌握程度。比如通过和孩子玩捉迷藏游戏,查看他走、弯腰、下蹲和起立以及扶着扶手爬楼梯时的协调性。通过让孩子认物、和孩子玩过家家游戏,判断他掌握的词语量。如果孩子到2岁仍不能流利地说话,要到医院去做听力筛查、语言康复训练等评估。

宝宝长大了,和新生儿期相比体检次数会少一些,爸爸妈妈更不能忘记每年一次的体检。除了这些重点检查外,身高、体重等常规检查也很重要,应该做好记录。建议为孩子做一份属于他自己的生长曲线表。

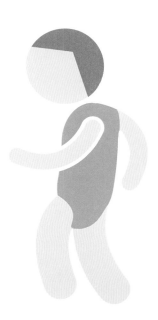

第十一次检查:视力检查

检查时间: 3周岁

检查地点: 医院儿童保健门诊

检查内容: 孩子到3岁时,视力已达到与成人近似的精确程度。此时宝宝应进行一次视力检查。检查的方法和成人差不多,主要测试孩子是否近视和弱视。如果孩子有视力问题,这次检查就能及时发现,并在4岁以前治疗,效果才最好。

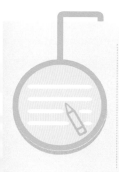

带孩子检查时新手爸妈不要让孩子离开自己的视线,此时的宝宝不能很好地控制自己的身体,如果父母不时刻看护好宝宝,导致宝宝从检查床上翻下,非常危险。医生在检查后,还会提醒爸爸妈妈这个年龄的孩子患特殊疾病的儿童,如白血病治愈后、肝移植术后、其他肿瘤治愈后,仍然可以接种绝大多数疫苗,以提高孩子的免疫力,具体接种疫苗种类和追加程序需个体化,要咨询医生。

特别辑录 家长寄语

　　我家双喜是傅医生亲自接生的，当我看着她从助产士的手里接过双喜，拿着听诊器开始检查孩子时，我的心是扑通扑通的。傅医生对孩子做了仔细检查后微笑着对我说"孩子一切都很好，放心吧！"我悬着的心终于放下了。

　　可对于我这个典型"焦虑分子"来说，一切才刚刚开始，接下来，关于孩子成长的烦恼接踵而来。脐带脱落、黄疸、湿疹、腹泻、疫苗反应、体重增长缓慢、幼儿急疹、发热、支气管炎，一个个的难关等着我，很多关键时刻都幸亏傅医生认真的讲解才化去了我这个母亲的重重焦虑，让孩子一步步地茁壮成长。

双喜妈妈 孙玮

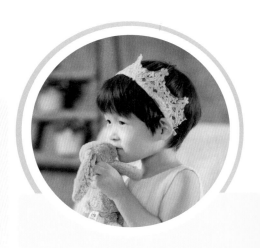

　　是不是所有医生工作起来都像"木三郎"？但我知道，傅医生是。她非常爱□□不喜欢娱乐、不爱社交，只要能穿着□褂和孩子在一起，她就无比满足。她□敬业，流感肆虐的季节，她不眠不休□到自己被传染流感并发展成肺炎。她□勤奋，已经是众人信赖的医生却仍在□不倦地阅读文献、学习求教。她是孩□中的"傅姥姥"，父母眼中的好医生，□眼中的好姐妹。作为她的忠实"粉丝"□总想嘱咐这个内敛可爱的她：按时吃□注意休息！

祺祺妈妈 肖□

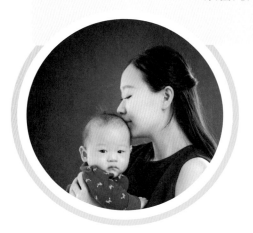

初识傅医生是看到微博上她随韩红老师的团队去义诊，当时我还是个"孤家寡人"，只是心中暗暗敬佩这样的好医生。后来，我当了妈妈，才发现傅医生就在熙犀出生的医院工作，原来自己如此幸运！自此以后，傅医生便成为了我家熙犀的首选医生，而熙犀对傅医生的喜爱也是超出了我的想象，即使发烧到39.5℃，他看到傅医生还是会展露笑颜。

傅医生会选择正确、安全、稳妥的治疗方式，避免过度用药。很多孩子喜欢叫傅医生"傅姥姥"，因为每次看诊，她都无微不至，像孩子的姥姥一样不停地叮嘱孩子和家长各种注意事项。对于我这样的新手妈妈，她还会在问诊结束后耐心询问我们是否还有其他问题需要了解。在如今儿科医生紧缺的时候，我很幸运自己能遇到这样一位愿意为孩子蹲下身、耐心看诊的医生。

熙犀妈妈 李岑

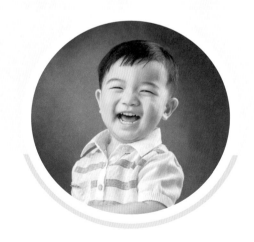

图书在版编目（CIP）数据

儿科医生健康公开课 / 傅宏娜著 . -- 南京：江苏凤凰科学技术出版社，2018.7（2019.1重印）
（汉竹·亲亲乐读系列）
ISBN 978-7-5537-8590-5

Ⅰ.①儿…　Ⅱ.①傅…　Ⅲ.①小儿疾病－诊疗②婴幼儿－哺育
Ⅳ.① R72 ② TS976.31

中国版本图书馆 CIP 数据核字（2017）第 248234 号

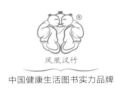

中国健康生活图书实力品牌

儿科医生健康公开课

著　　　者	傅宏娜
主　　　编	汉竹
责 任 编 辑	刘玉锋　姚　远　黄翠香
特 邀 编 辑	阮瑞雪　徐键萍
责 任 校 对	郝慧华
责 任 监 制	曹叶平　方　晨

出 版 发 行	江苏凤凰科学技术出版社
出版社地址	南京市湖南路 1 号 A 楼，邮编：210009
出版社网址	http://www.pspress.cn
印　　　刷	南京新世纪联盟印务有限公司

开　　　本	720 mm × 1000 mm　1/16
印　　　张	12
字　　　数	200 000
版　　　次	2018 年 7 月第 1 版
印　　　次	2019 年 1 月第 2 次印刷

标 准 书 号	ISBN 978-7-5537-8590-5
定　　　价	39.80 元

图书如有印装质量问题，可向我社出版科调换。